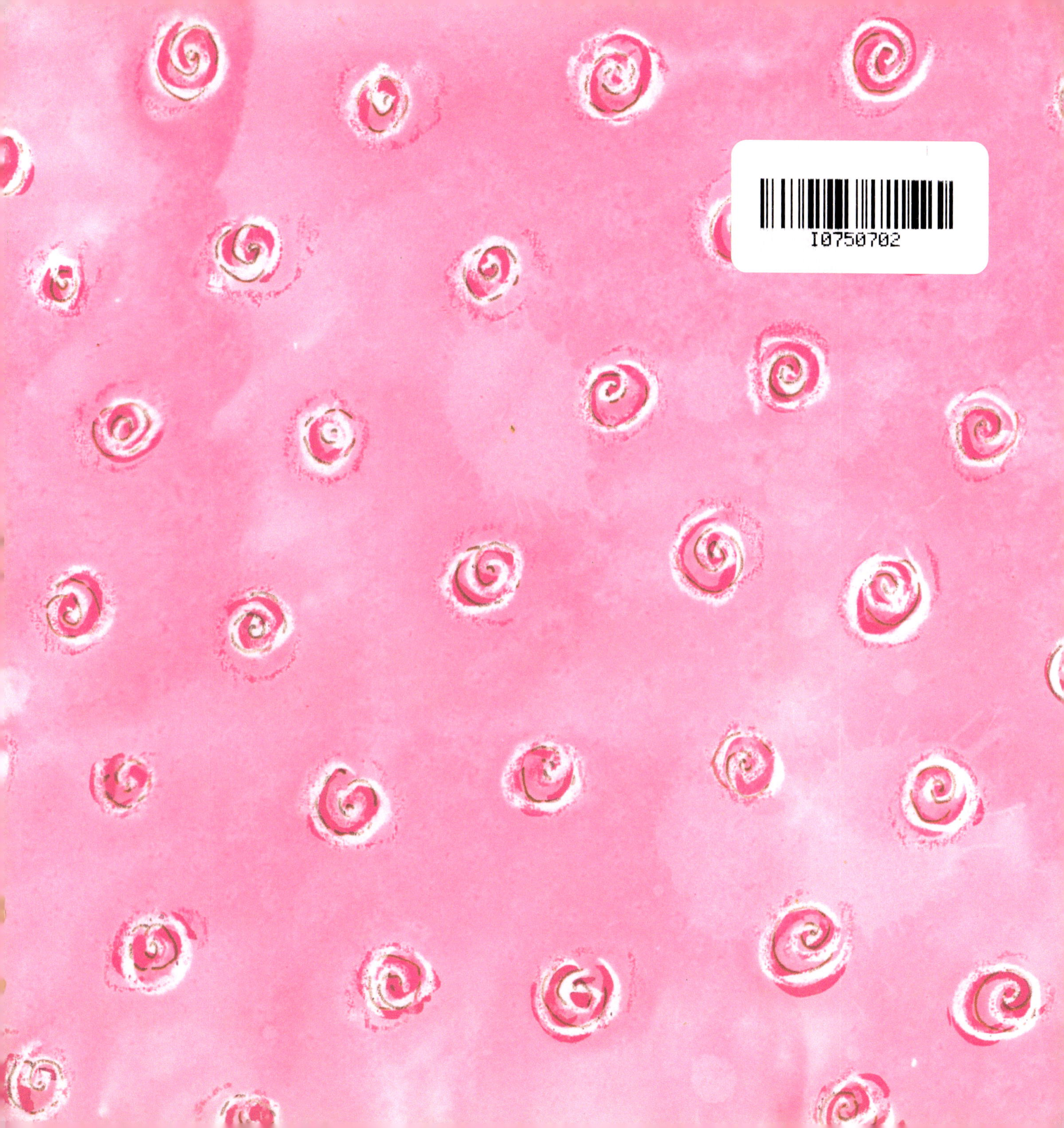

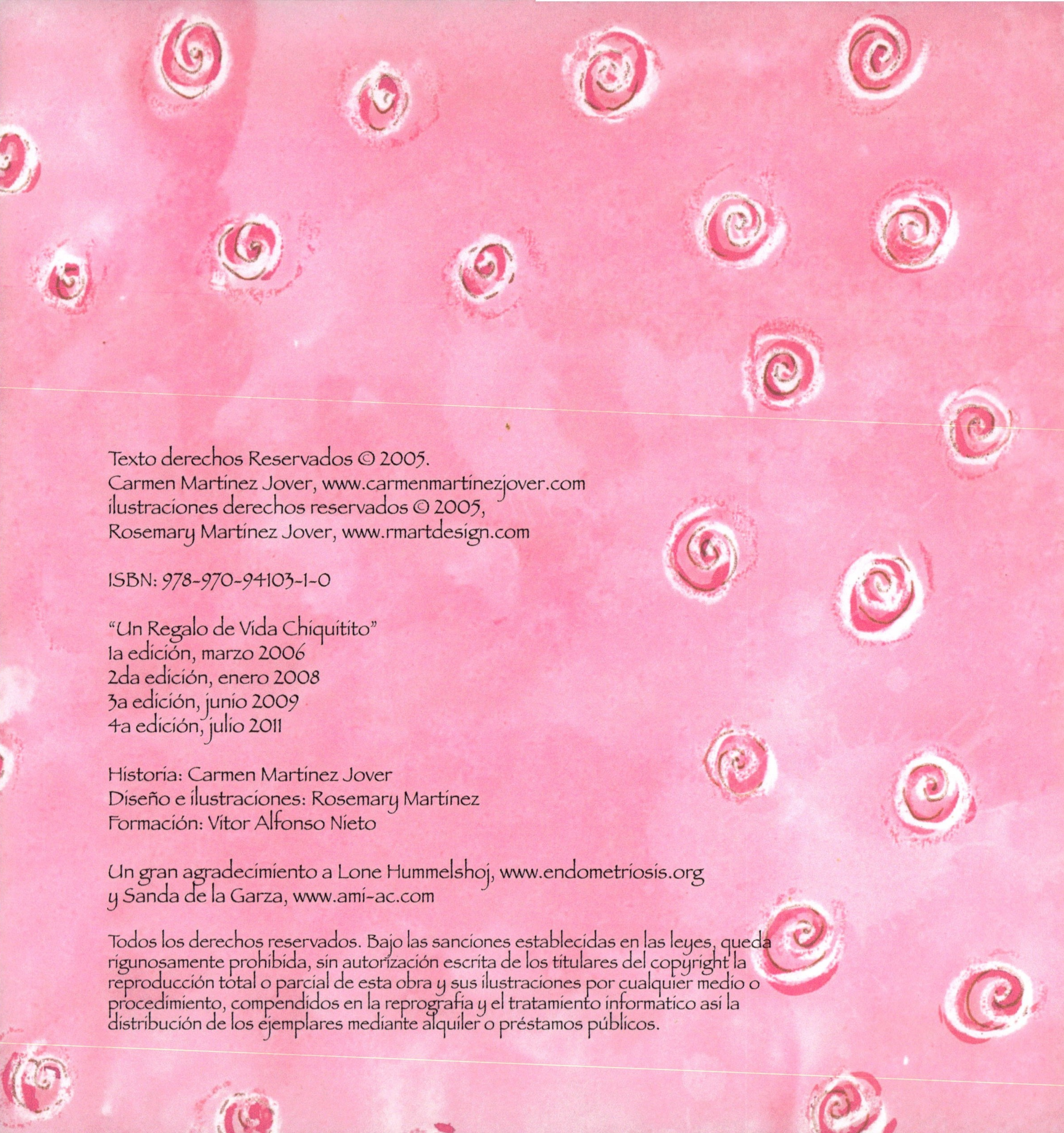

ISBN: 978-970-94103-1-0

"Un Regalo de Vida Chiquitito"
1a edición, marzo 2006
2da edición, enero 2008
3a edición, junio 2009
4a edición, julio 2011

Historia: Carmen Martínez Jover
Diseño e ilustraciones: Rosemary Martínez
Formación: Vítor Alfonso Nieto

Un gran agradecimiento a Lone Hummelshoj, www.endometriosis.org
y Sanda de la Garza, www.ami-ac.com

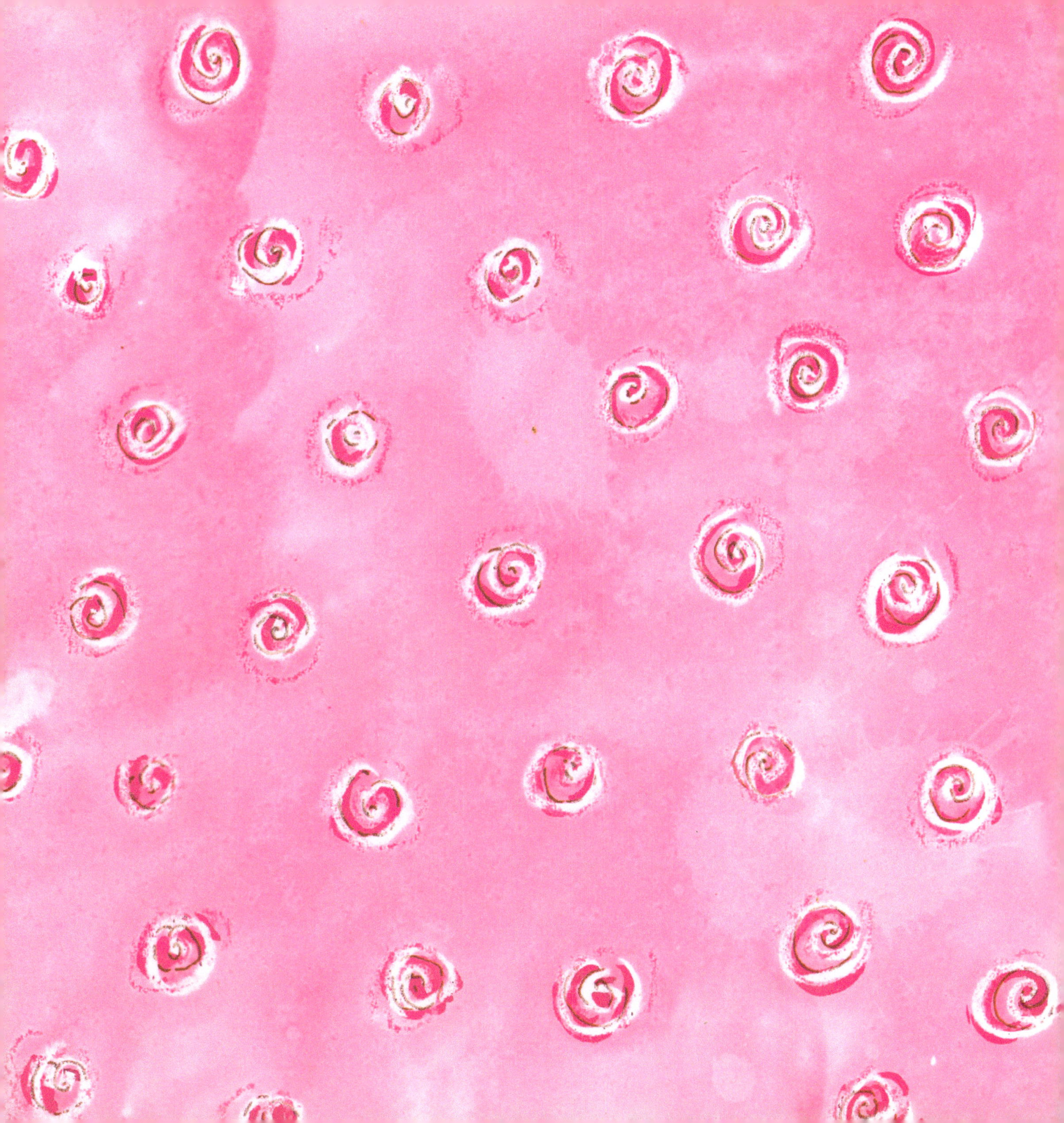

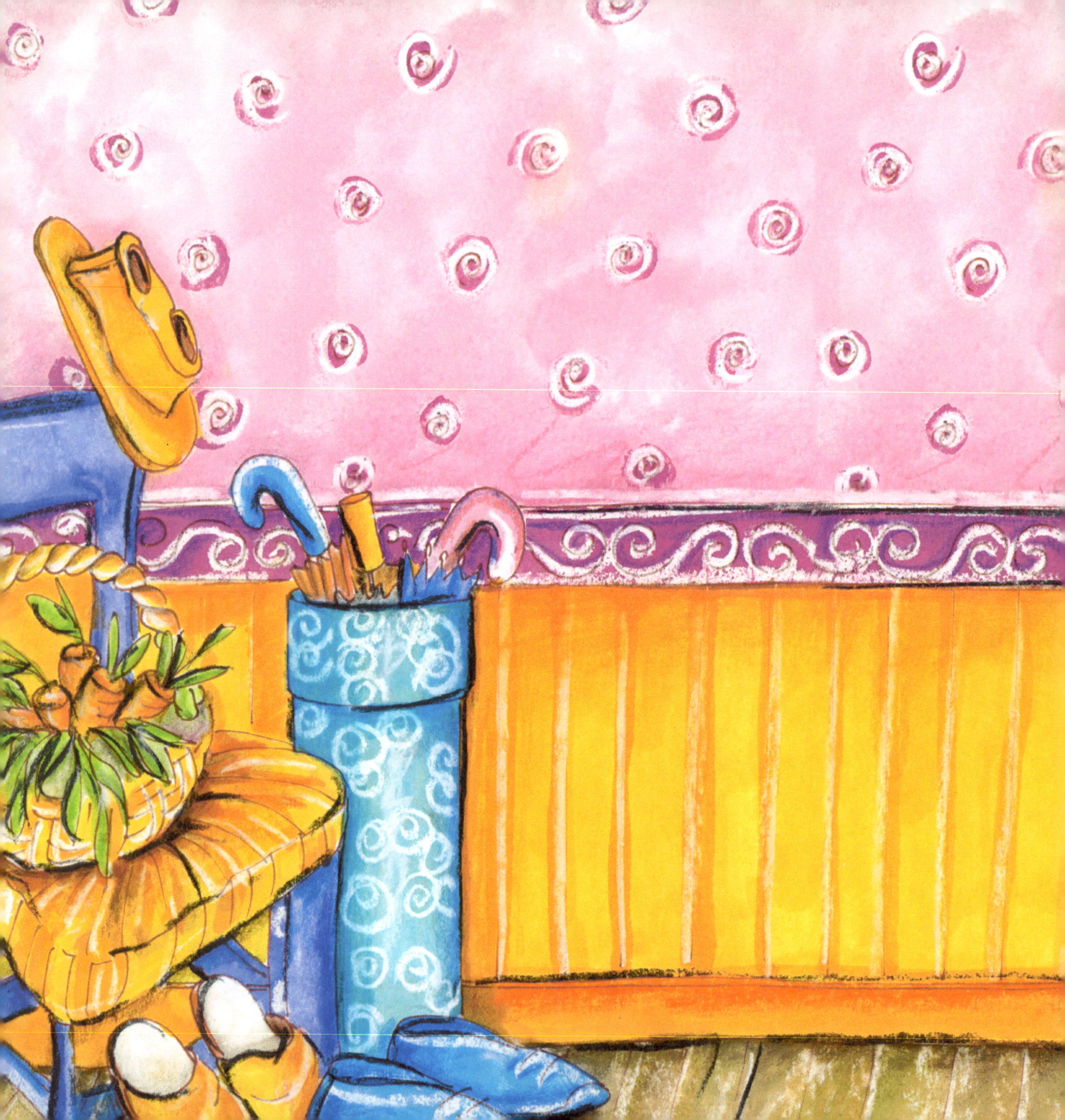

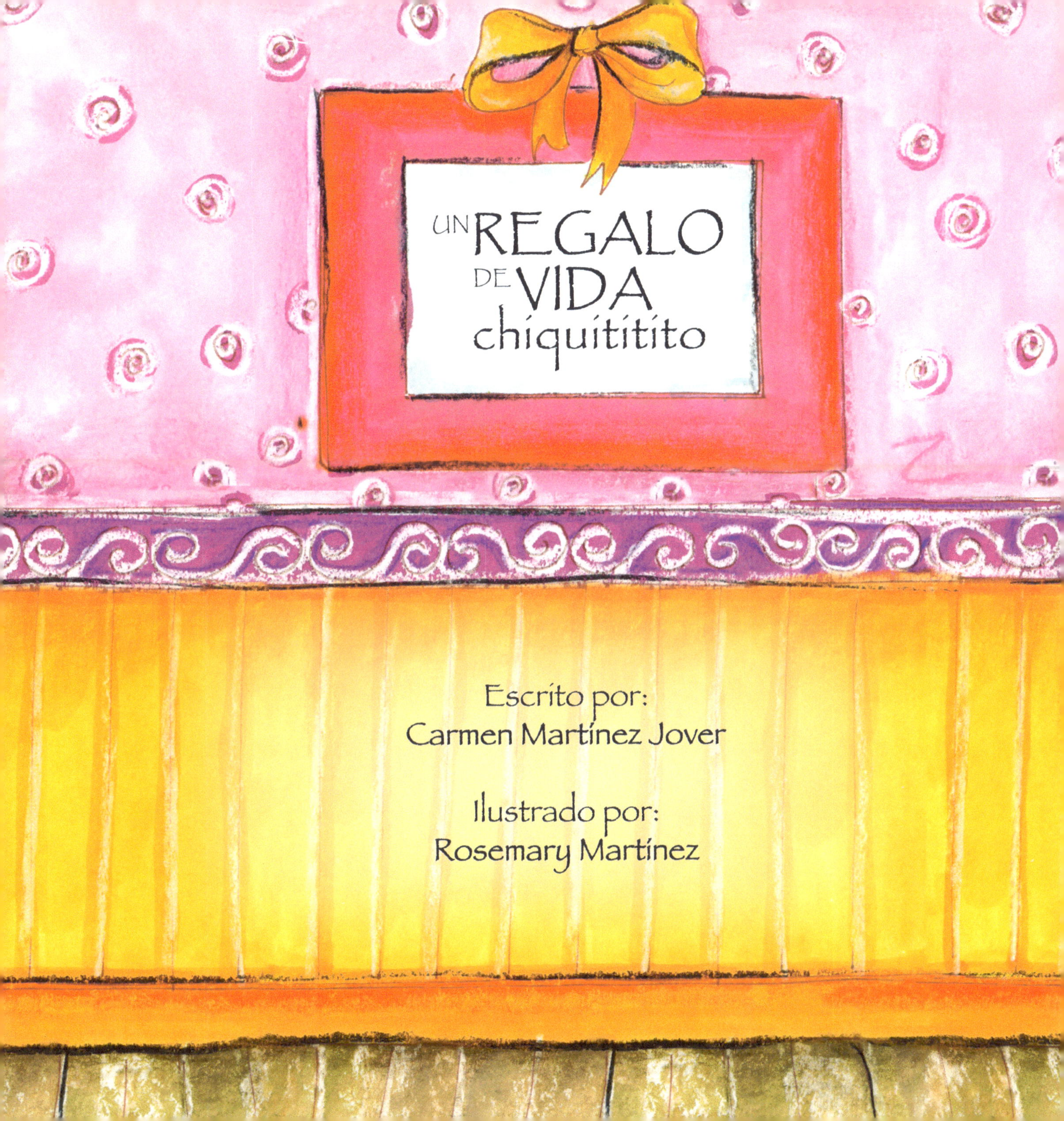
UN REGALO
DE VIDA
chiquitito
Escrito por:
Carmen Martínez Jover
Ilustrado por:
Rosemary Martínez

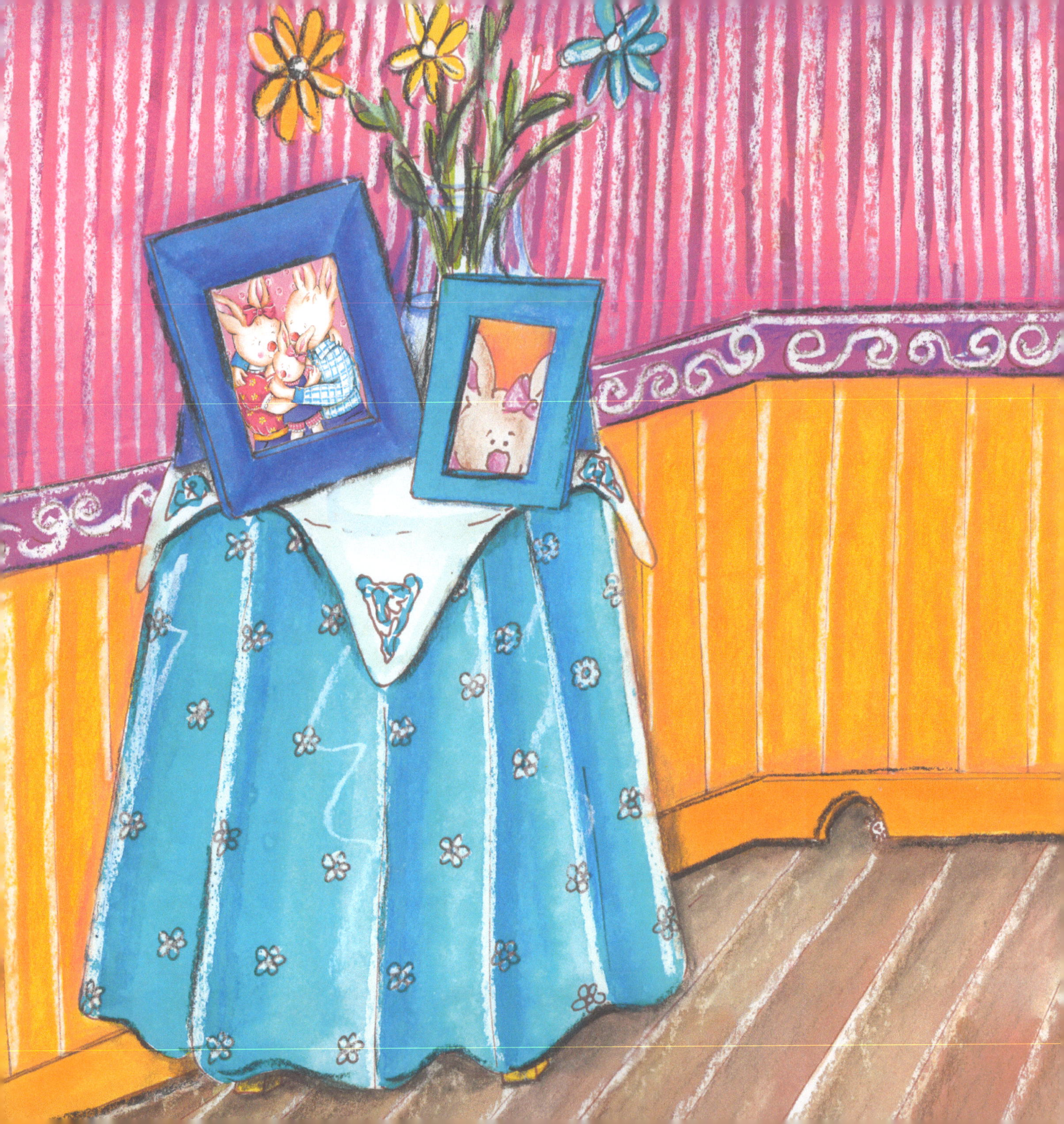

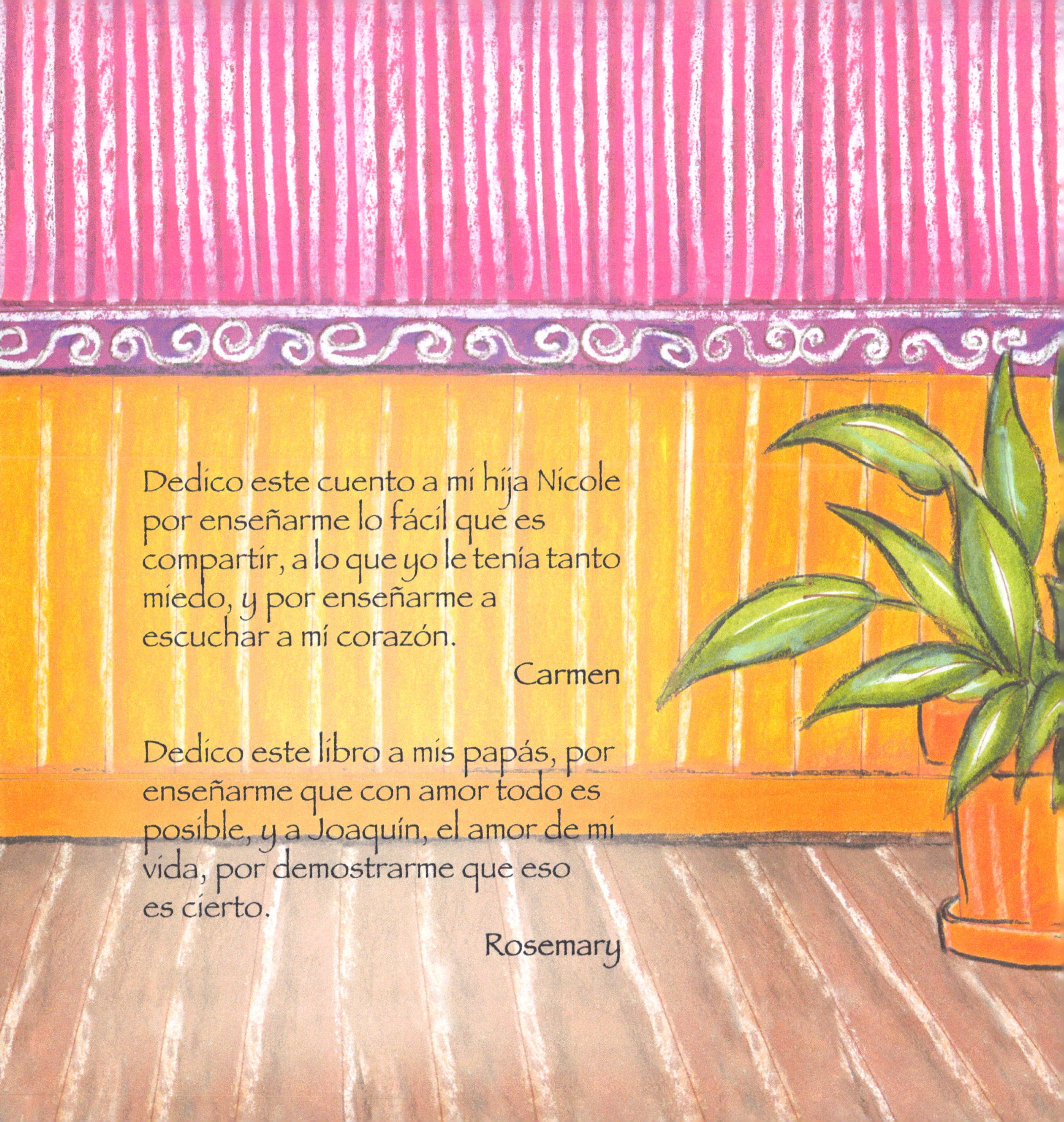

Dedico este cuento a mi hija Nicole por enseñarme lo fácil que es compartir, a lo que yo le tenía tanto miedo, y por enseñarme a escuchar a mi corazón.

Carmen

Dedico este libro a mis papás, por enseñarme que con amor todo es posible, y a Joaquín, el amor de mi vida, por demostrarme que eso es cierto.

Rosemary

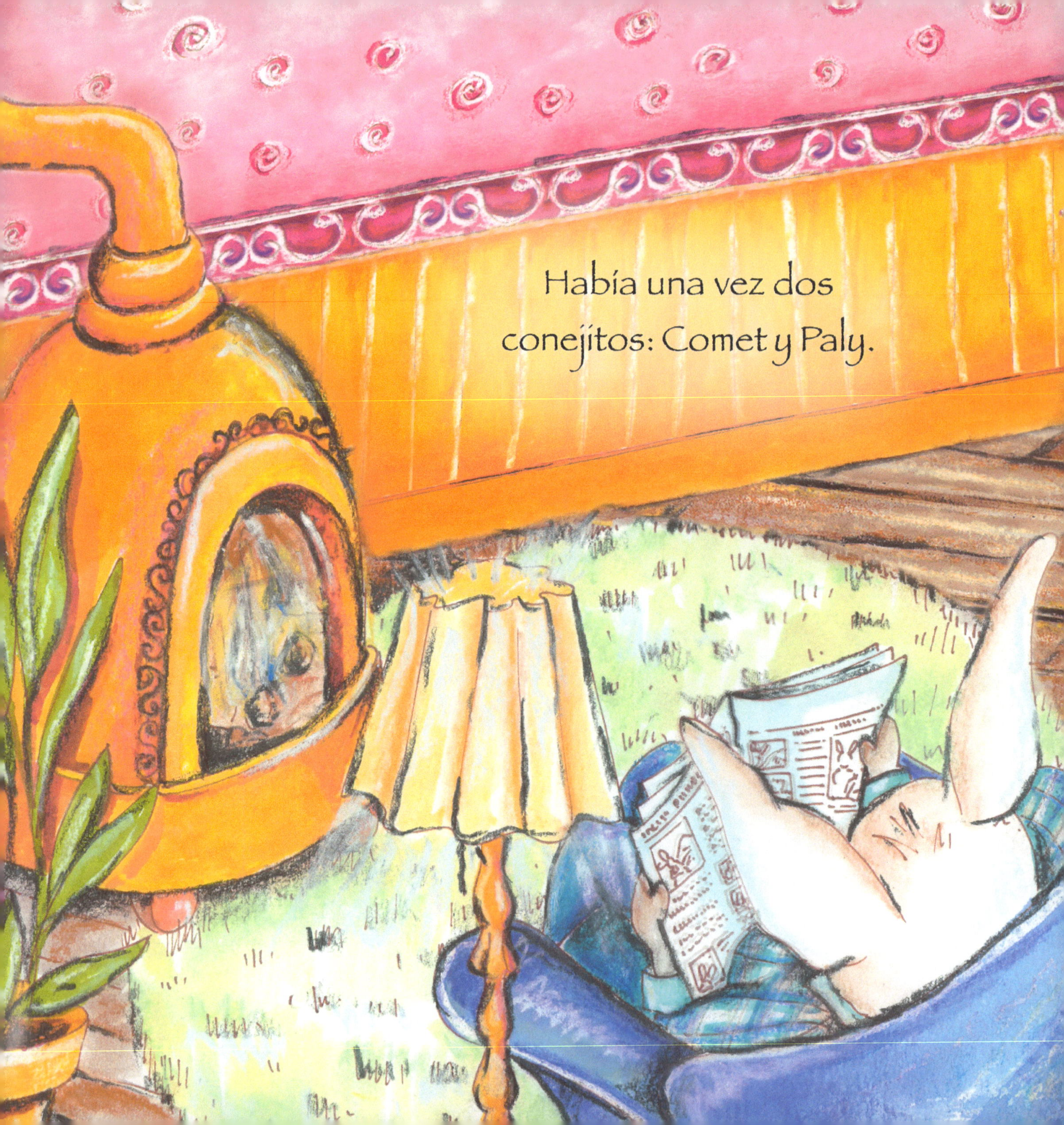

Había una vez dos
conejitos: Comet y Paly.

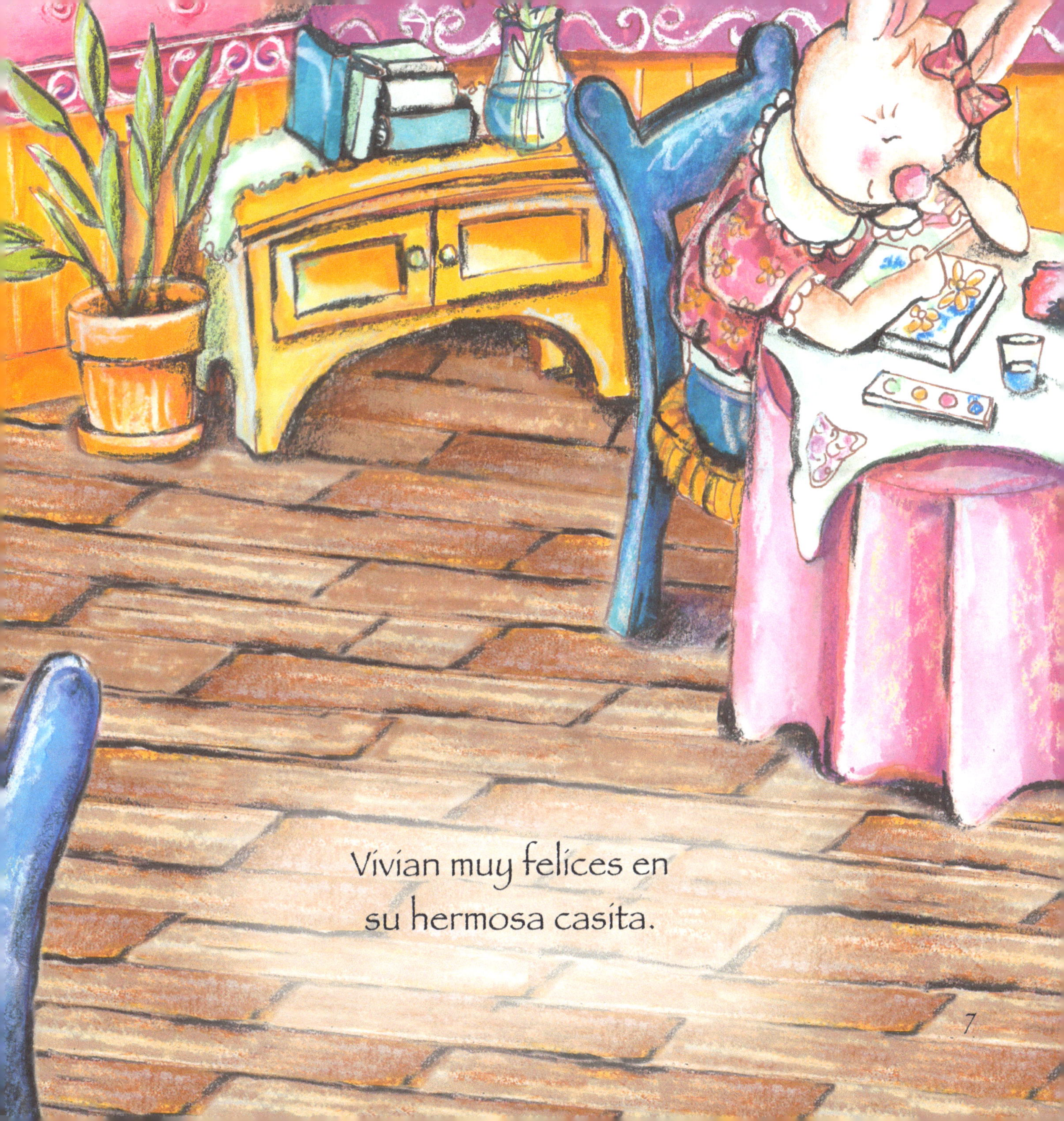

Vivian muy felices en
su hermosa casita.

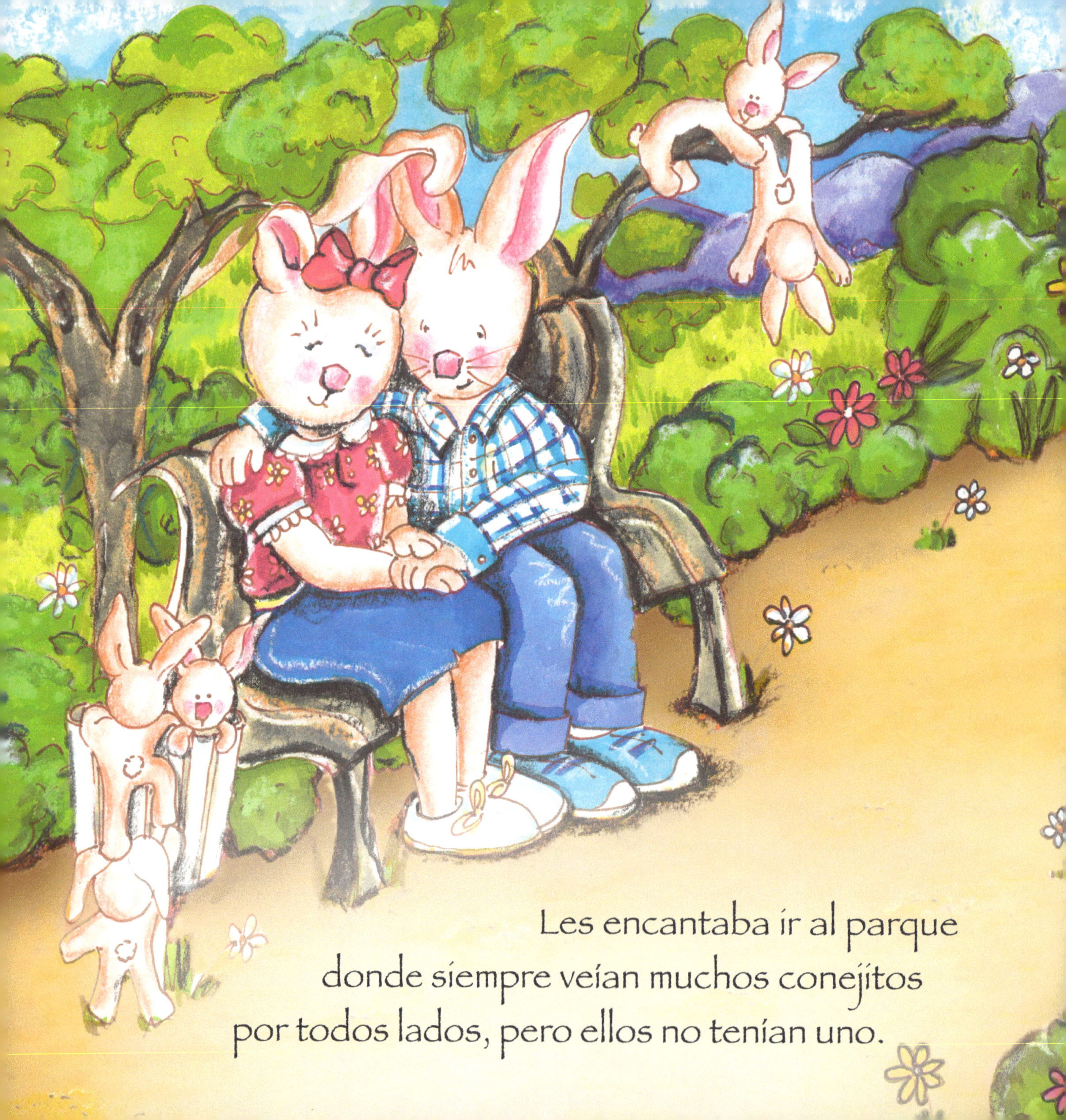

Les encantaba ir al parque
donde siempre veían muchos conejitos
por todos lados, pero ellos no tenían uno.

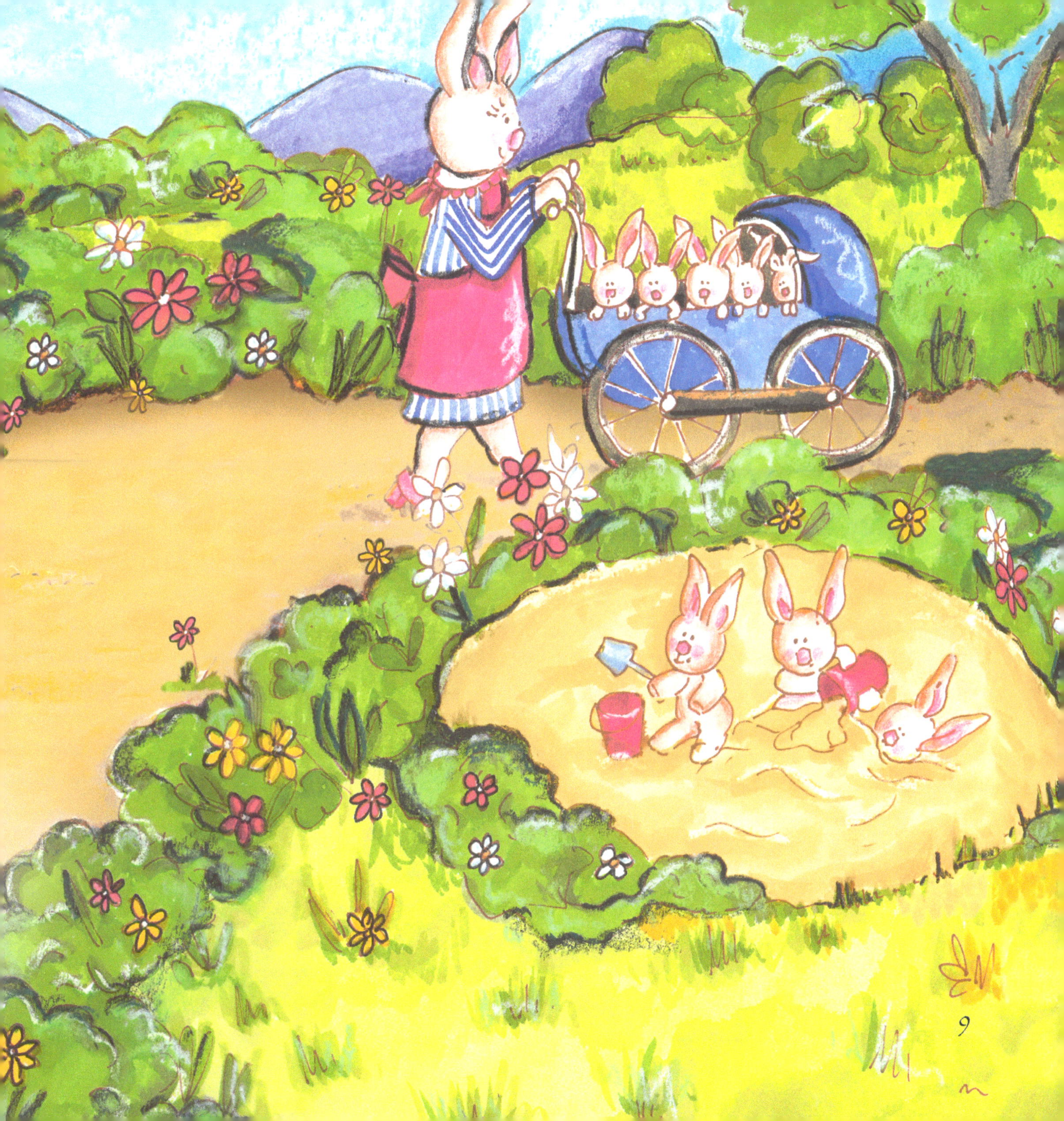

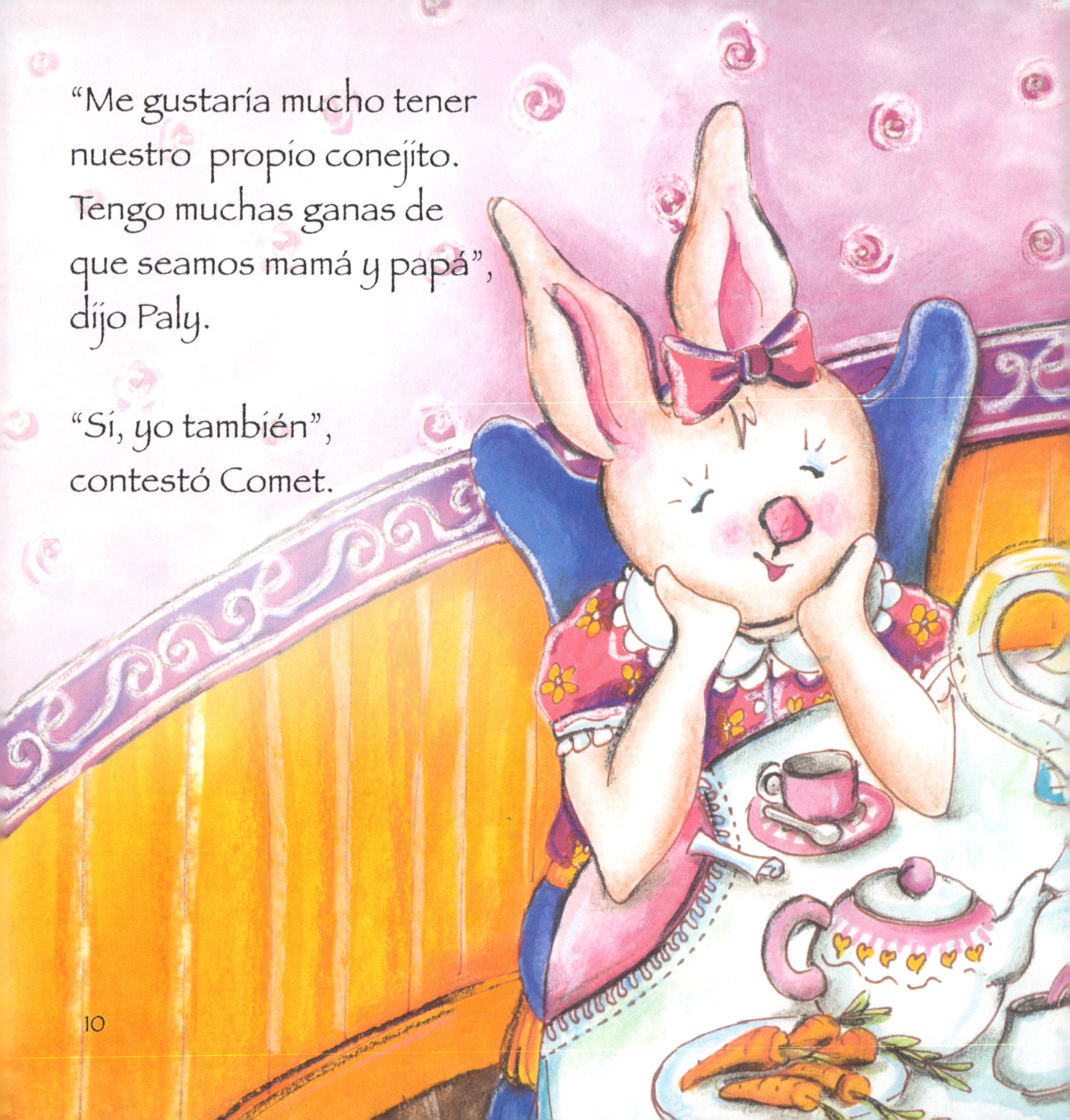

“Me gustaría mucho tener nuestro propio conejito. Tengo muchas ganas de que seamos mamá y papá”, dijo Paly.

“Sí, yo también”, contestó Comet.

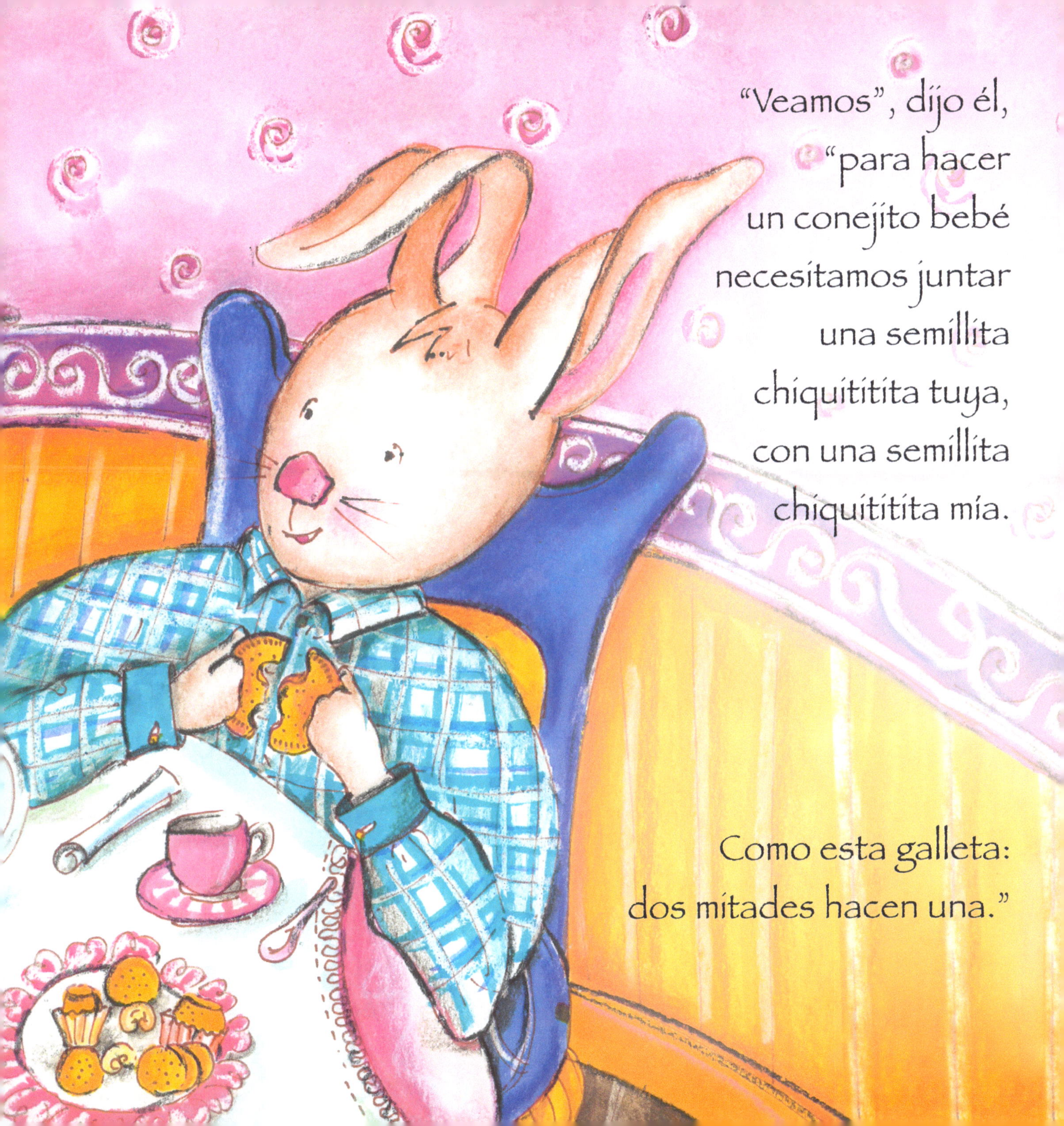

"Veamos", dijo él,
"para hacer
un conejito bebé
necesitamos juntar
una semillita
chiquititita tuya,
con una semillita
chiquititita mía.

Como esta galleta:
dos mitades hacen una."

Pero pasó la primavera...

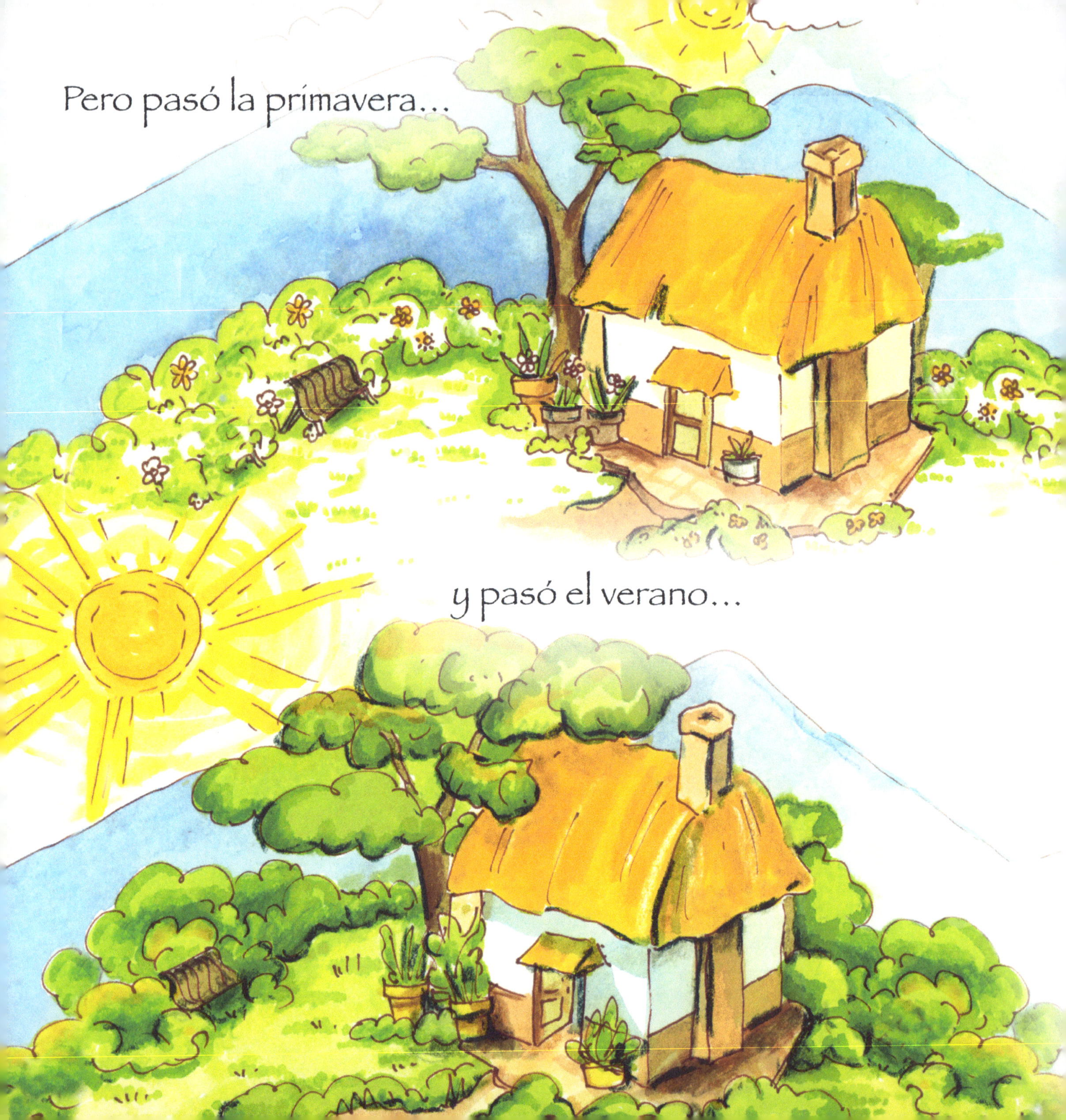

y pasó el verano...

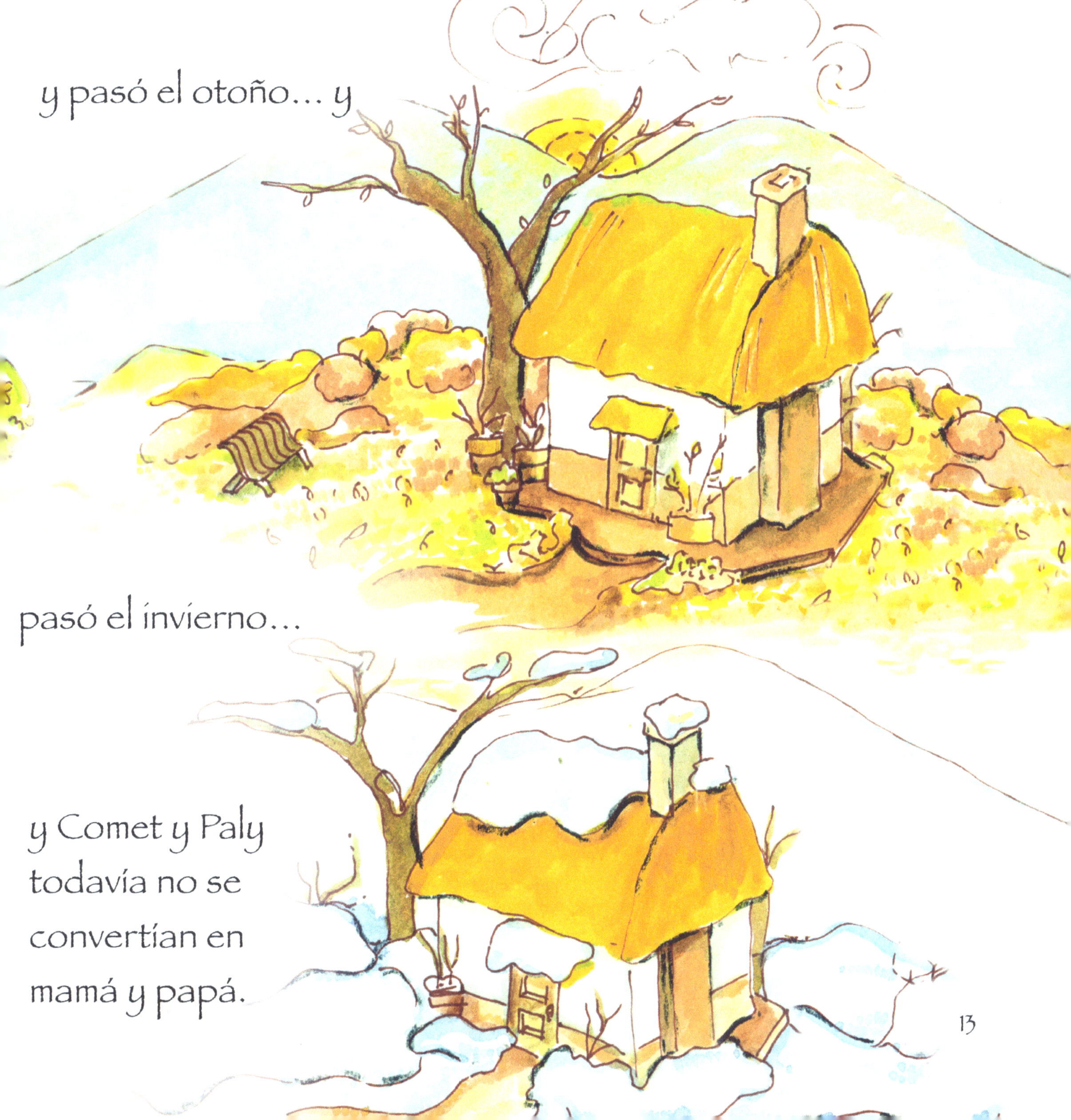

y pasó el otoño... y

pasó el invierno...

y Comet y Paly
todavía no se
convertían en
mamá y papá.

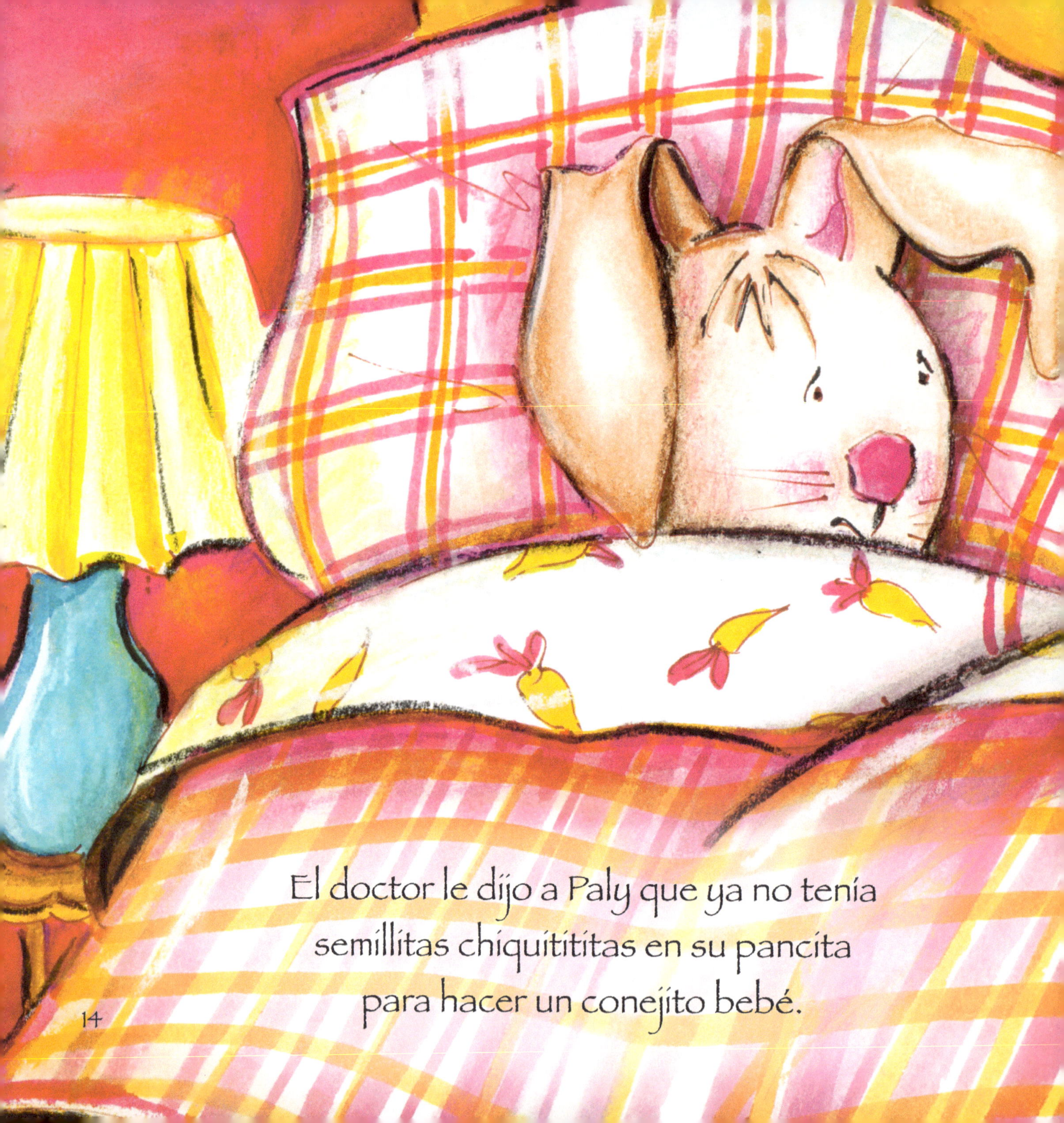

El doctor le dijo a Paly que ya no tenía
semillitas chiquitititas en su pancita
para hacer un conejito bebé.

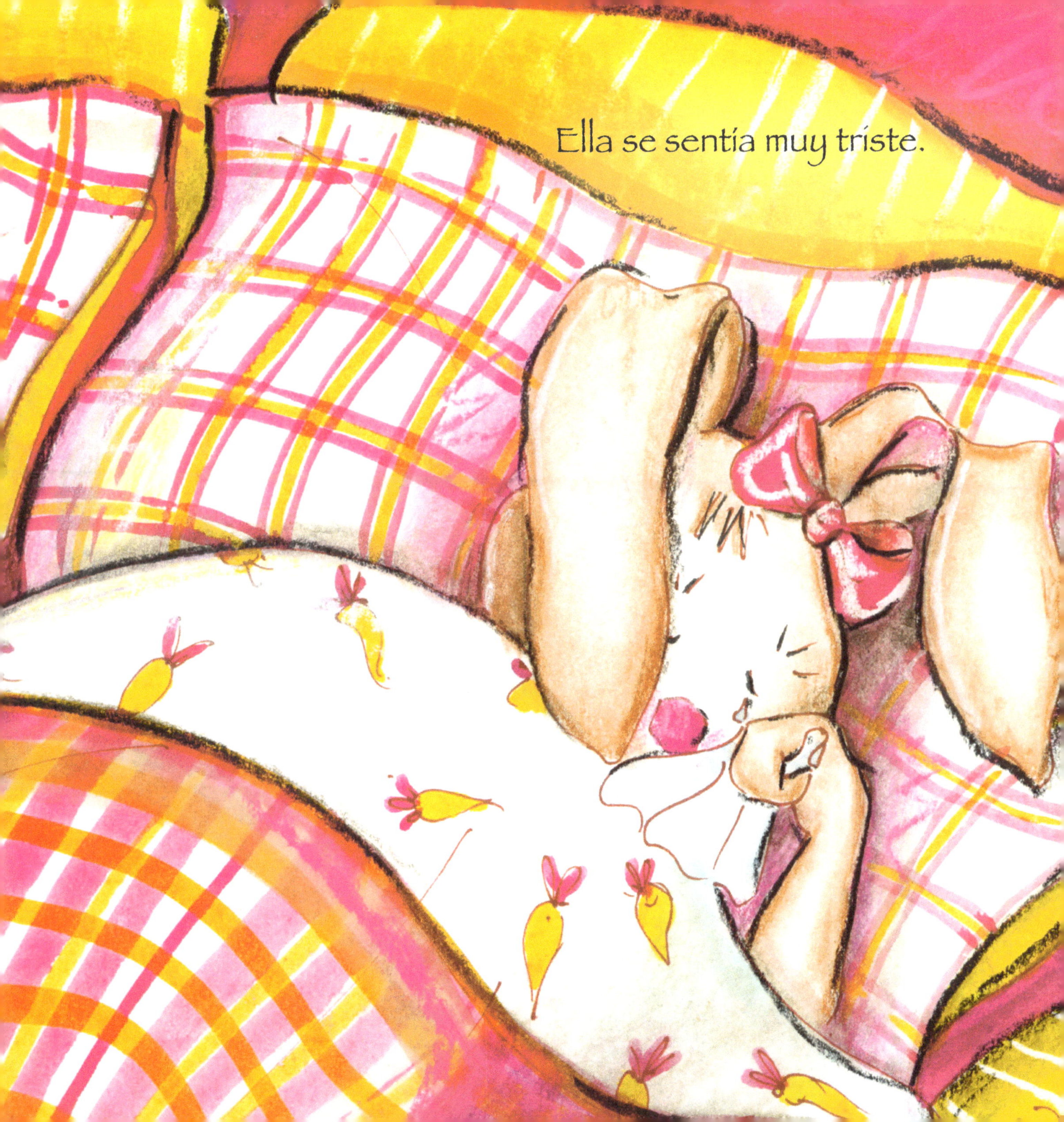

Ella se sentía muy triste.

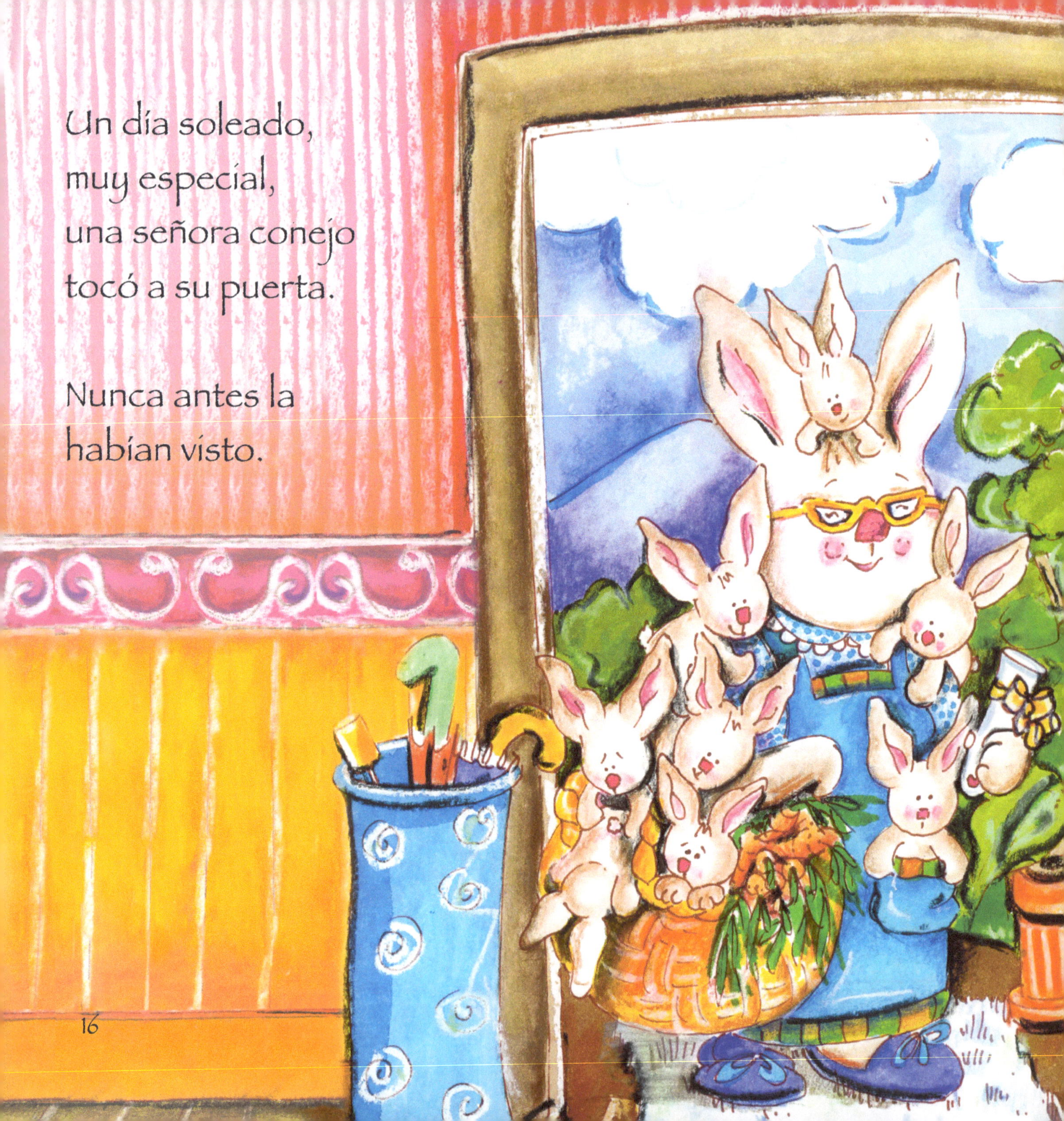

Un día soleado,
muy especial,
una señora conejo
tocó a su puerta.

Nunca antes la
habían visto.

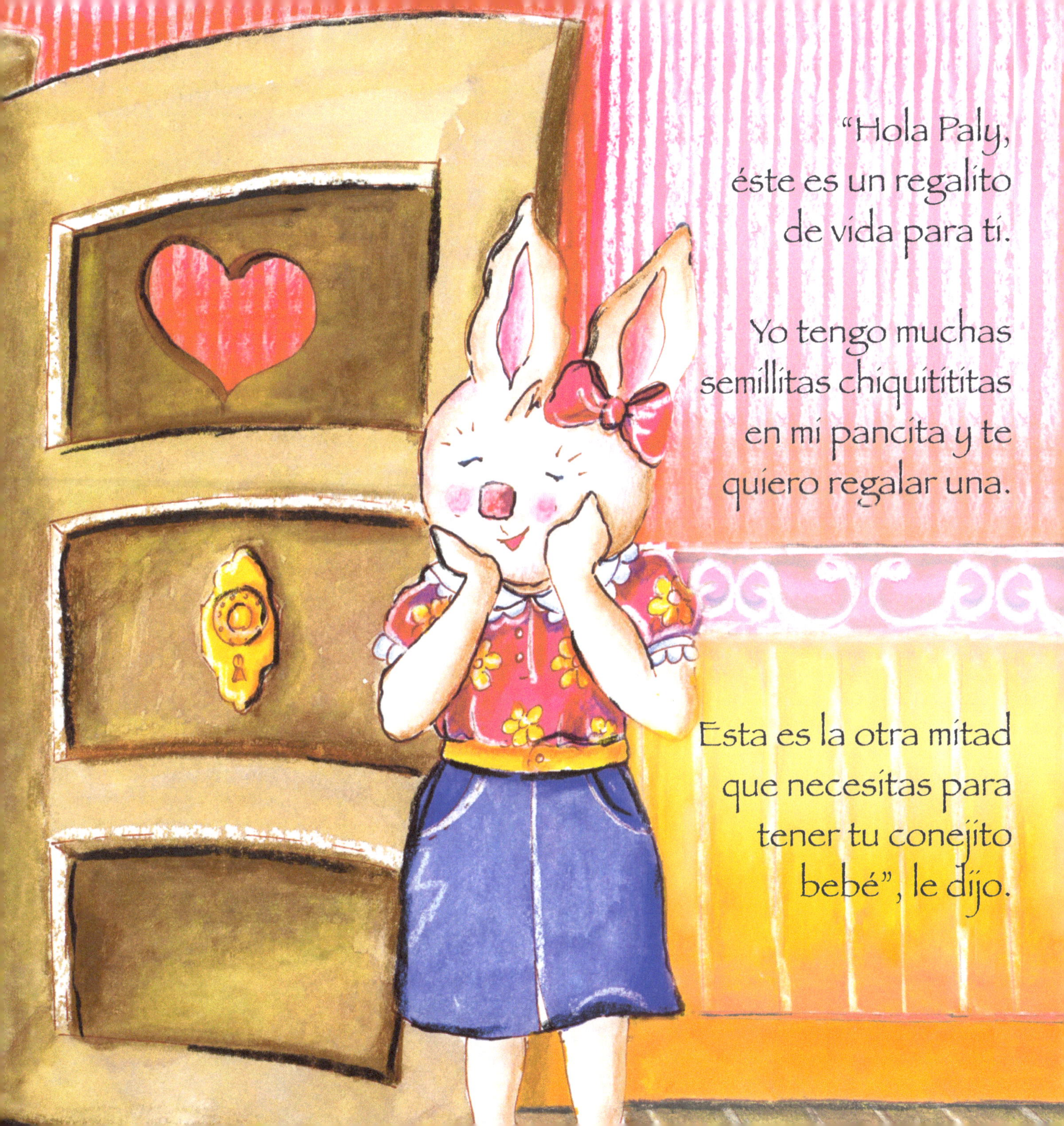

"Hola Paly,
éste es un regalito
de vida para ti.

Yo tengo muchas
semillitas chiquitititas
en mi pancita y te
quiero regalar una.

Esta es la otra mitad
que necesitas para
tener tu conejito
bebé", le dijo.

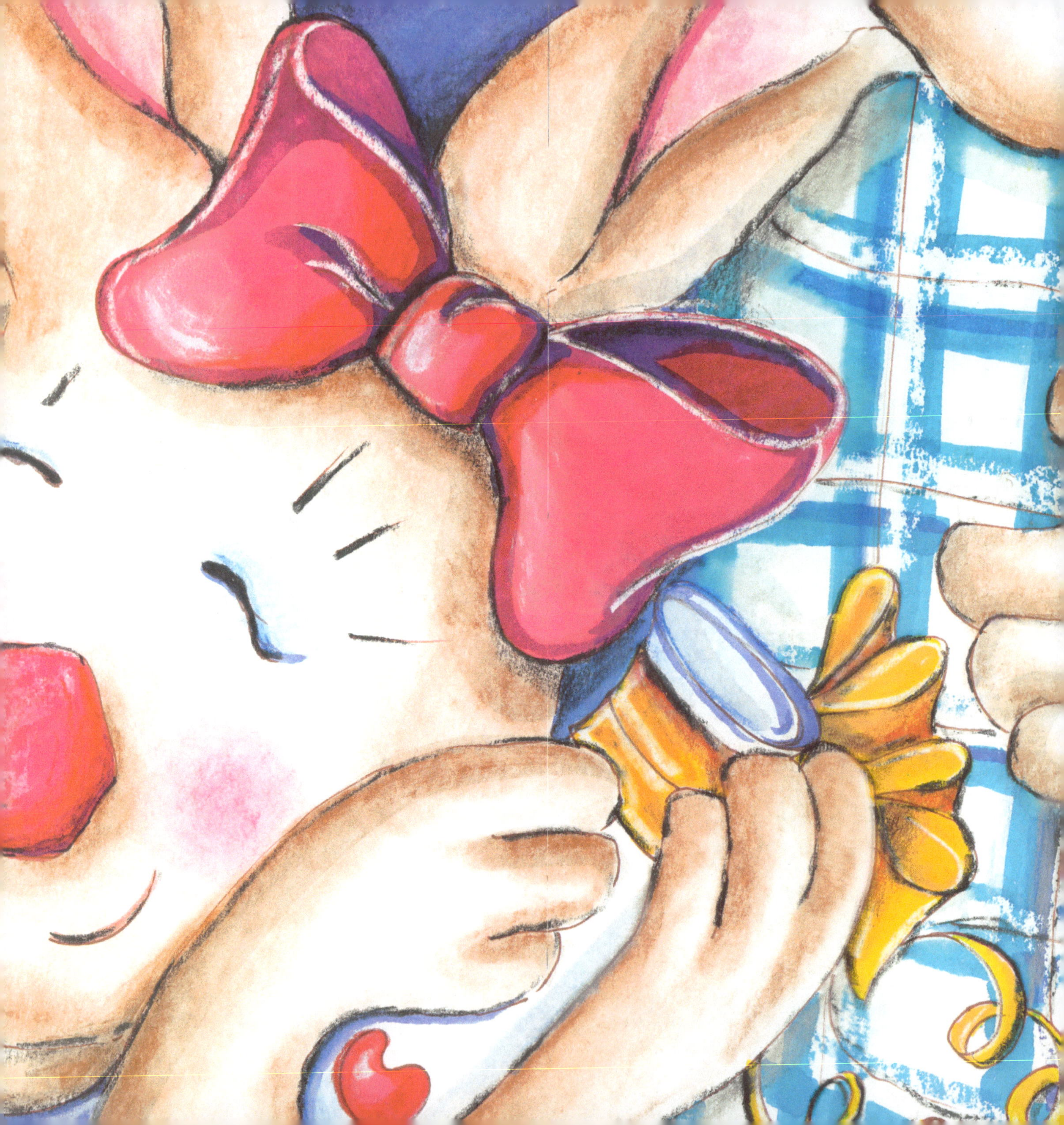

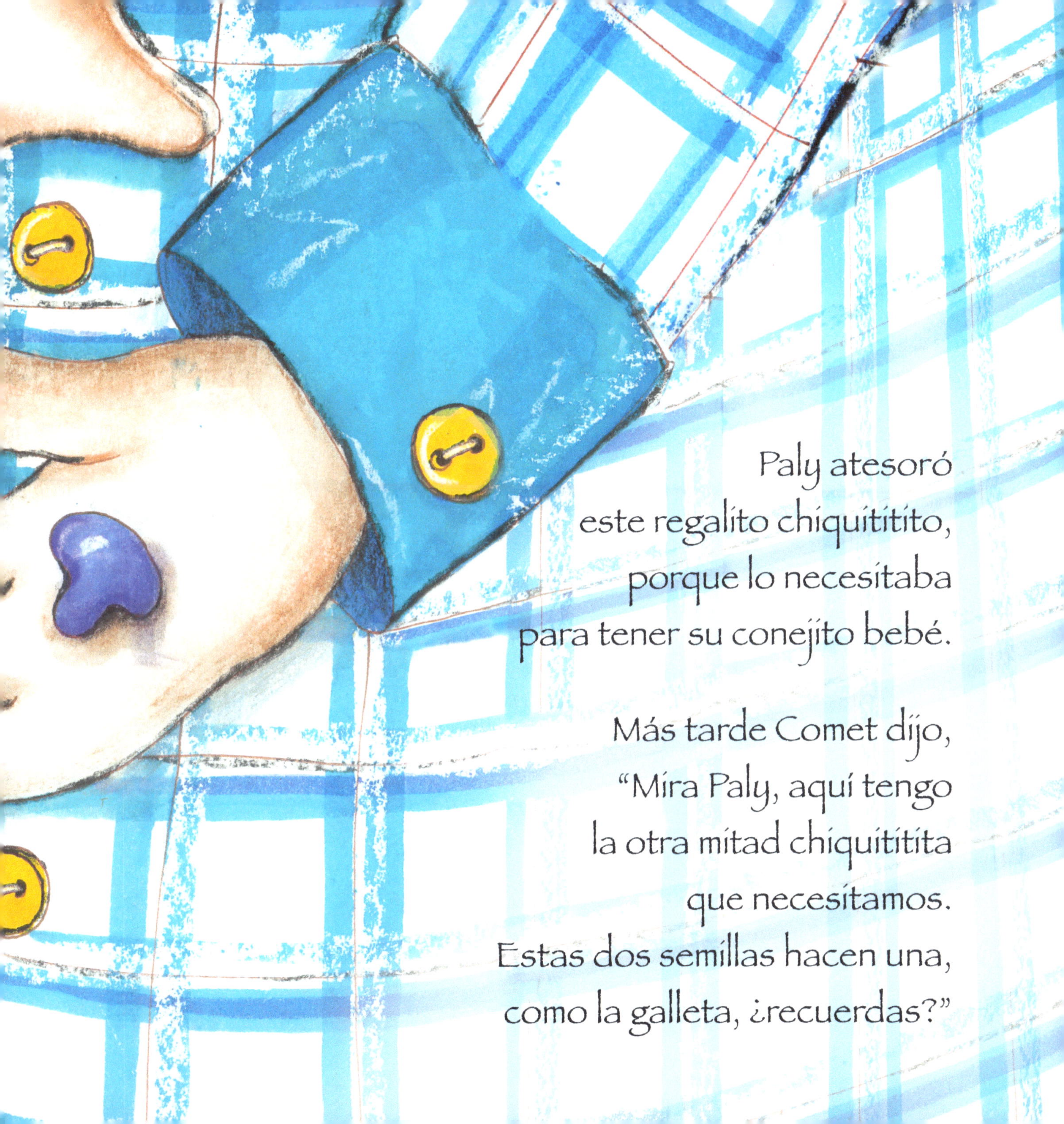

Paly atesoró
este regalito chiquitito,
porque lo necesitaba
para tener su conejito bebé.

Más tarde Comet dijo,
“Mira Paly, aquí tengo
la otra mitad chiquititita
que necesitamos.
Estas dos semillas hacen una,
como la galleta, ¿recuerdas?”

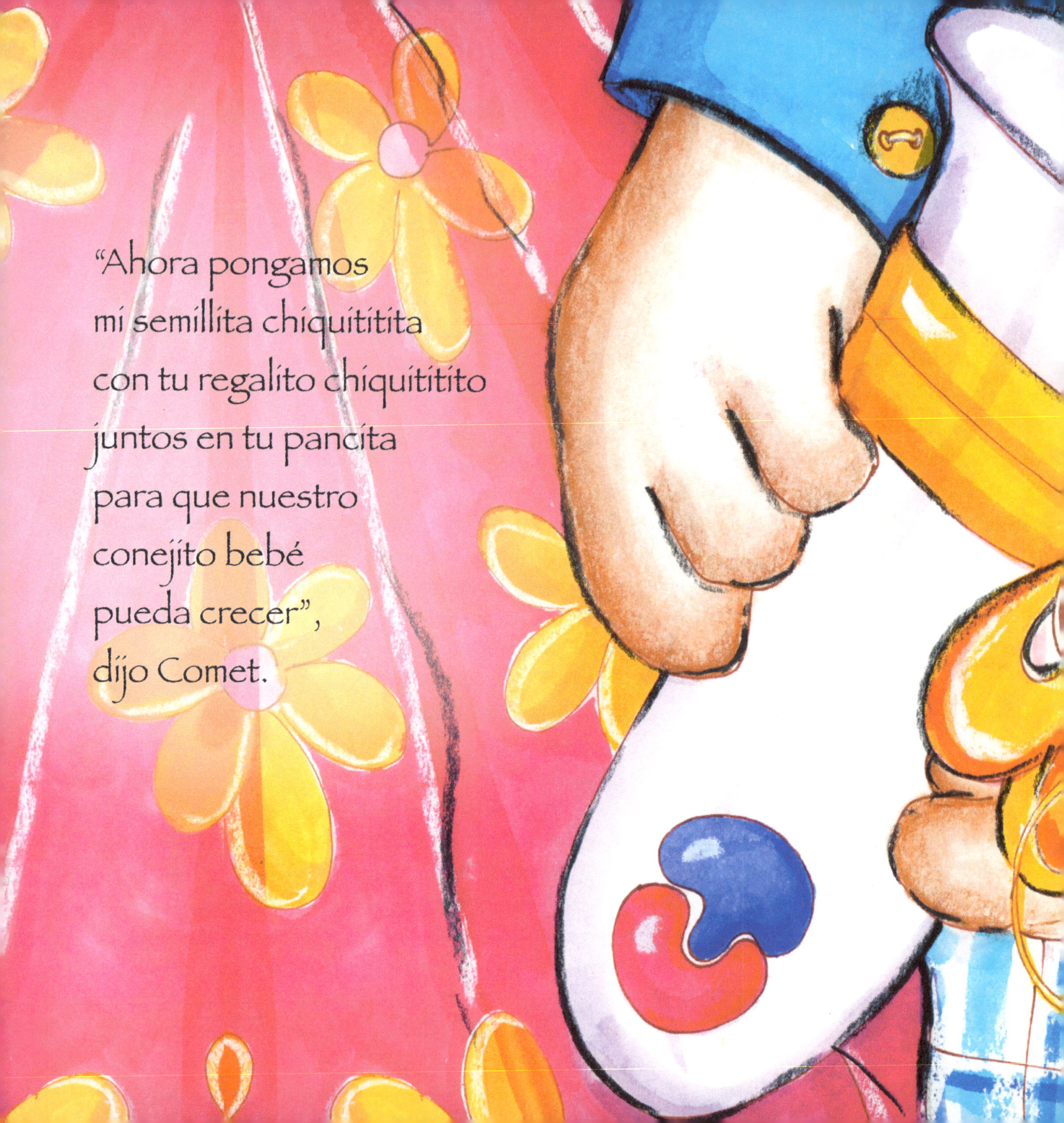

"Ahora pongamos
mi semillita chiquitititita
con tu regalito chiquitititito
juntos en tu pancita
para que nuestro
conejito bebé
pueda crecer",
dijo Comet.

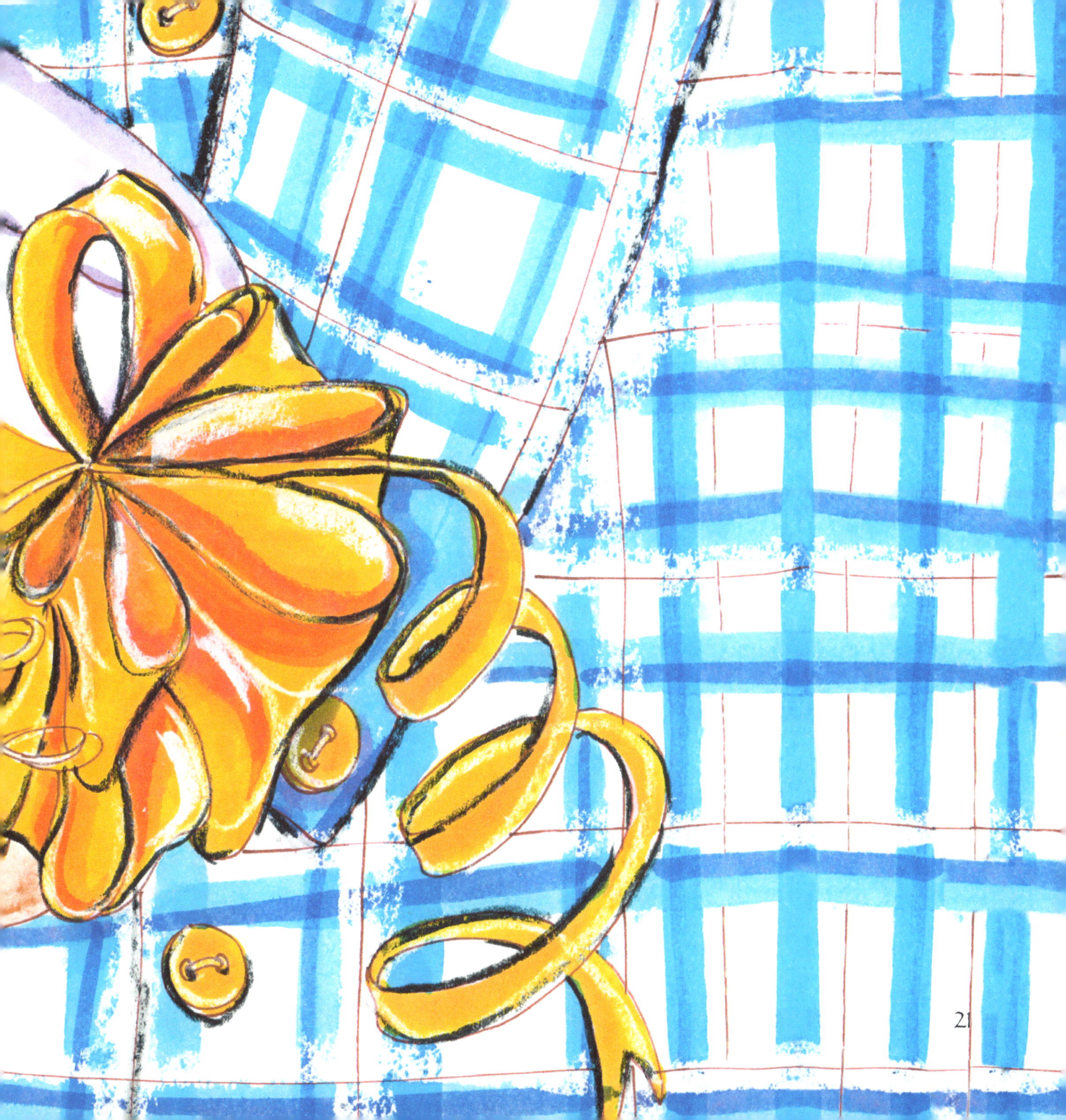

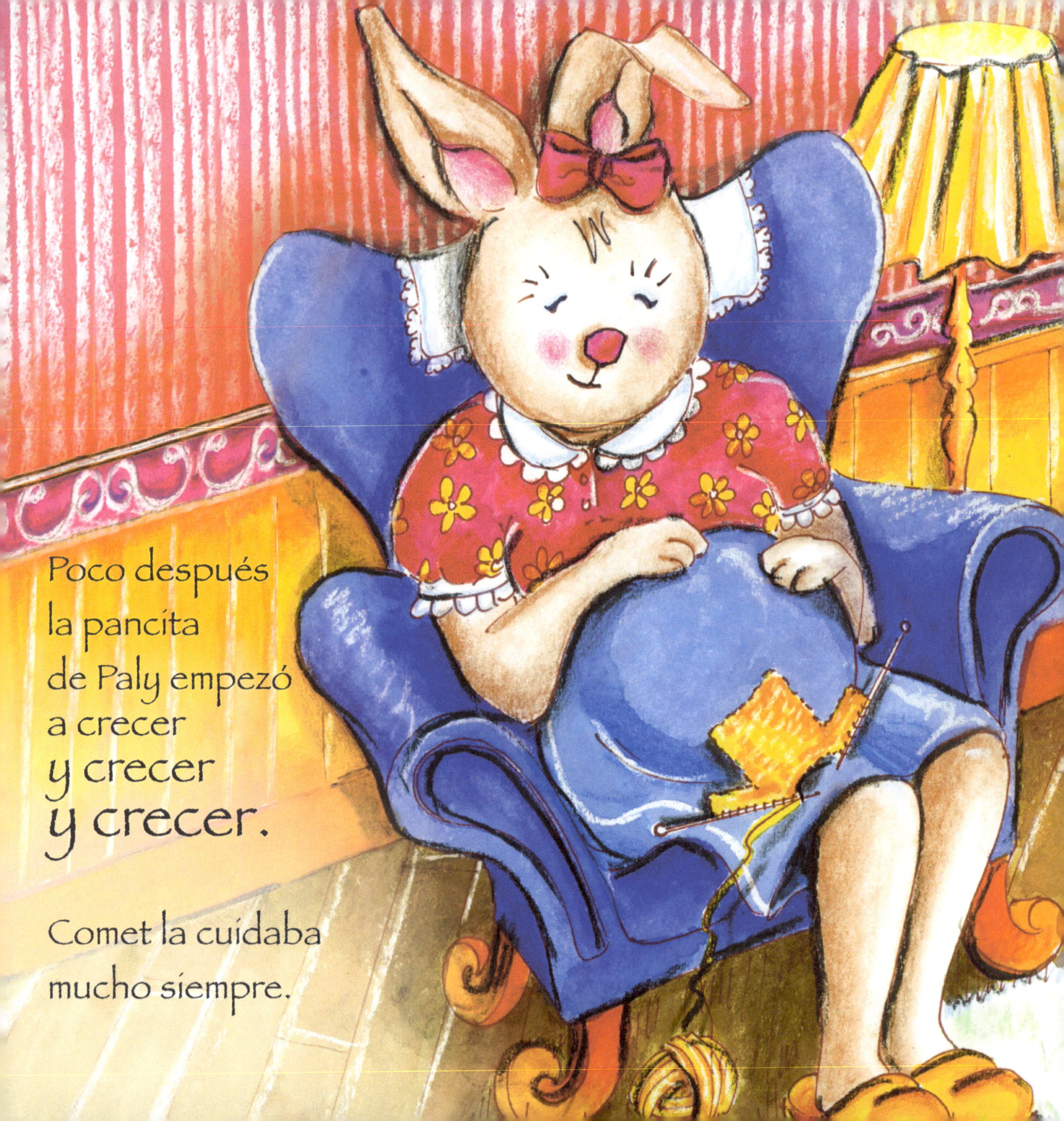

Poco después
la pancita
de Paly empezó
a crecer
y crecer
y crecer.

Comet la cuidaba
mucho siempre.

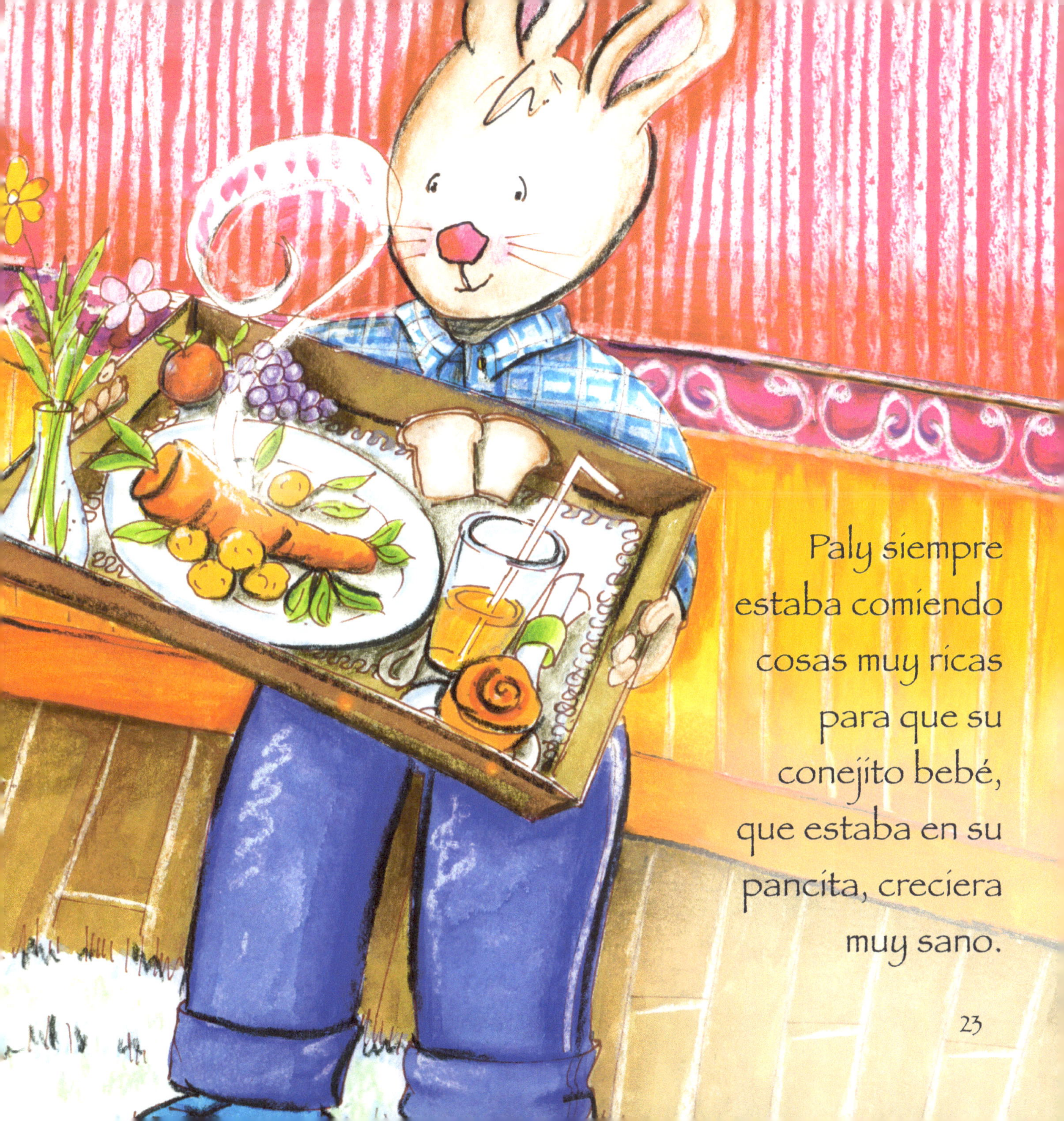

Paly siempre
estaba comiendo
cosas muy ricas
para que su
conejito bebé,
que estaba en su
pancita, creciera
muy sano.

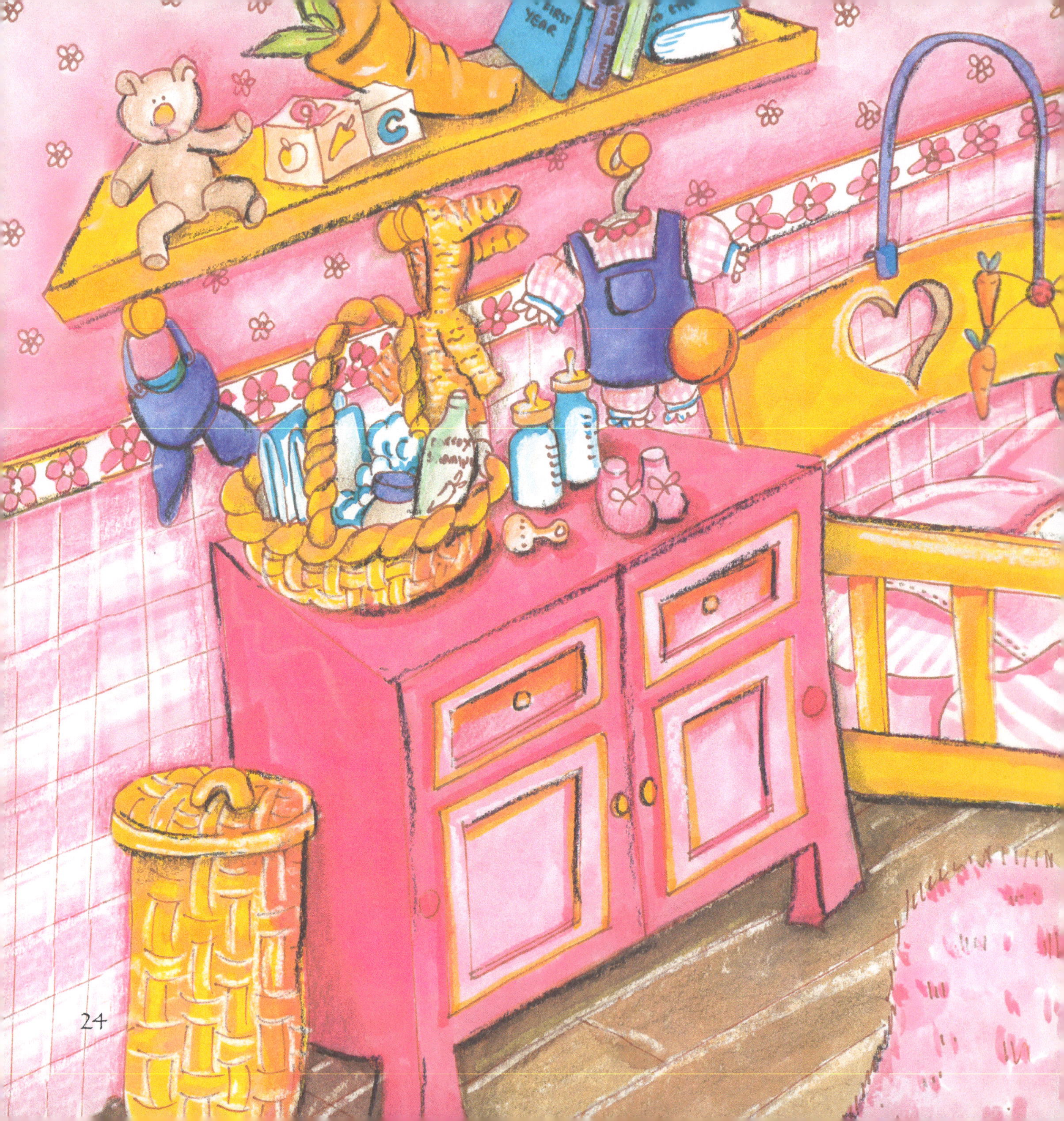

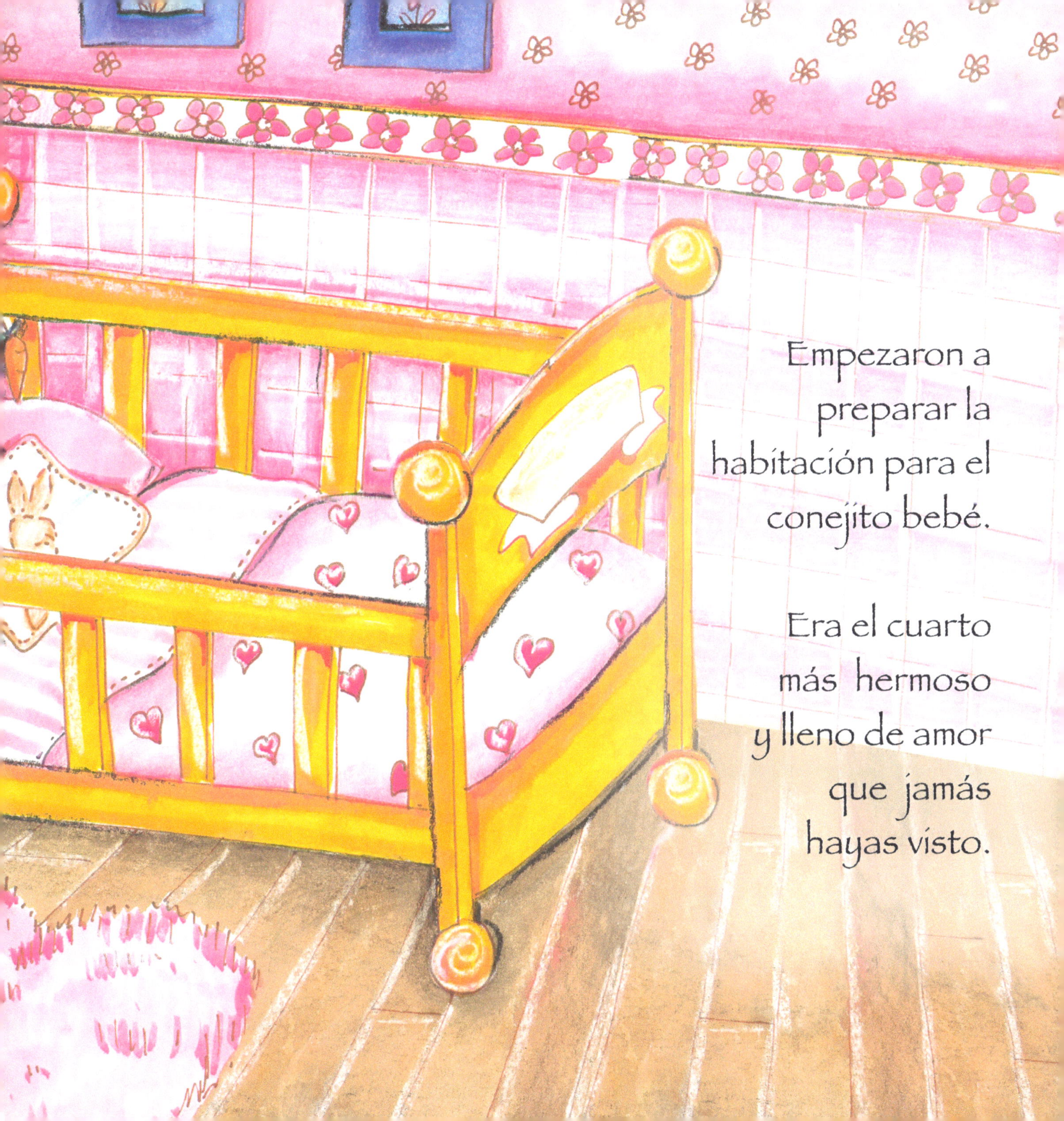

Empezaron a
preparar la
habitación para el
conejito bebé.

Era el cuarto
más hermoso
y lleno de amor
que jamás
hayas visto.

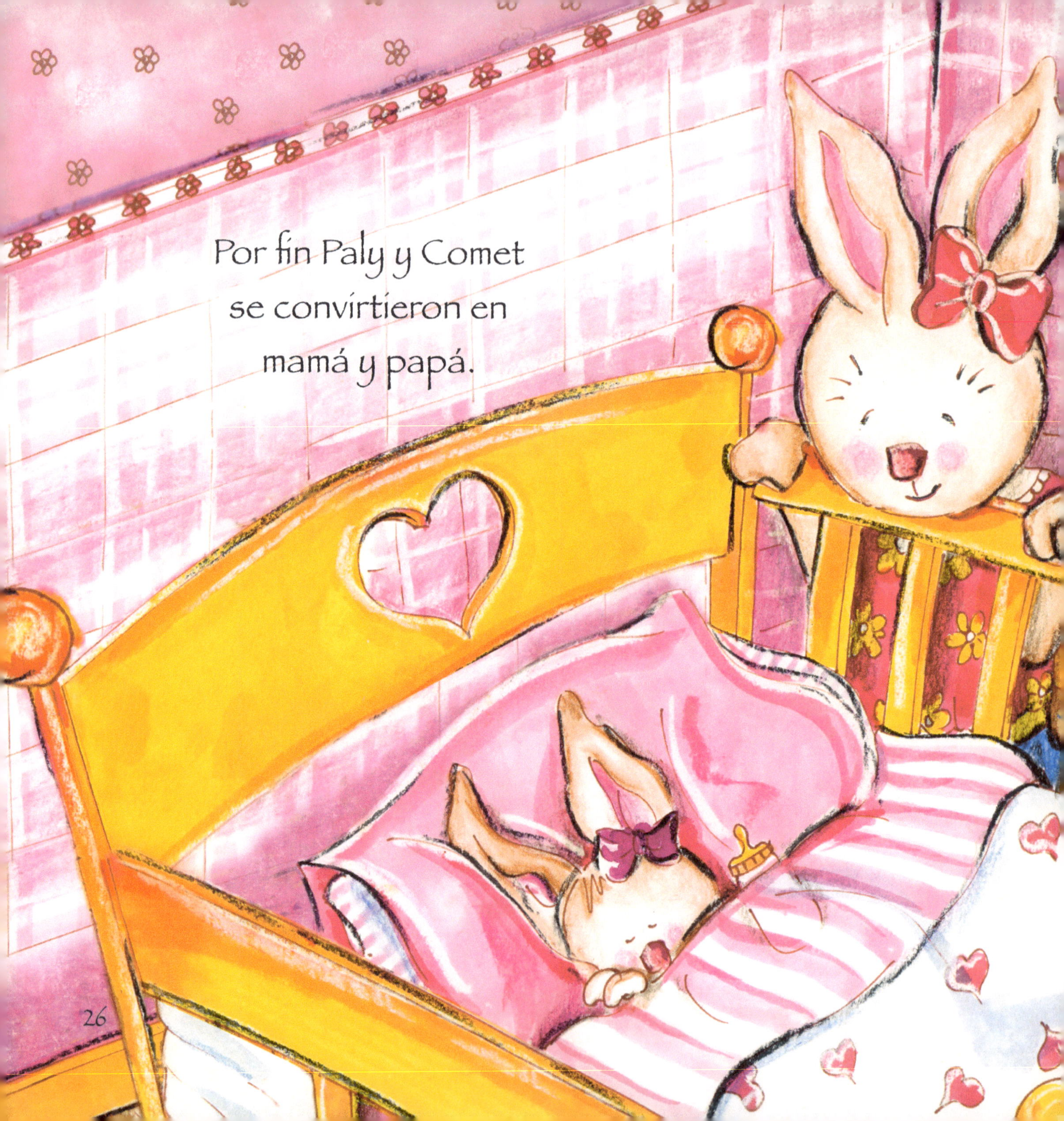

Por fin Paly y Comet
se convirtieron en
mamá y papá.

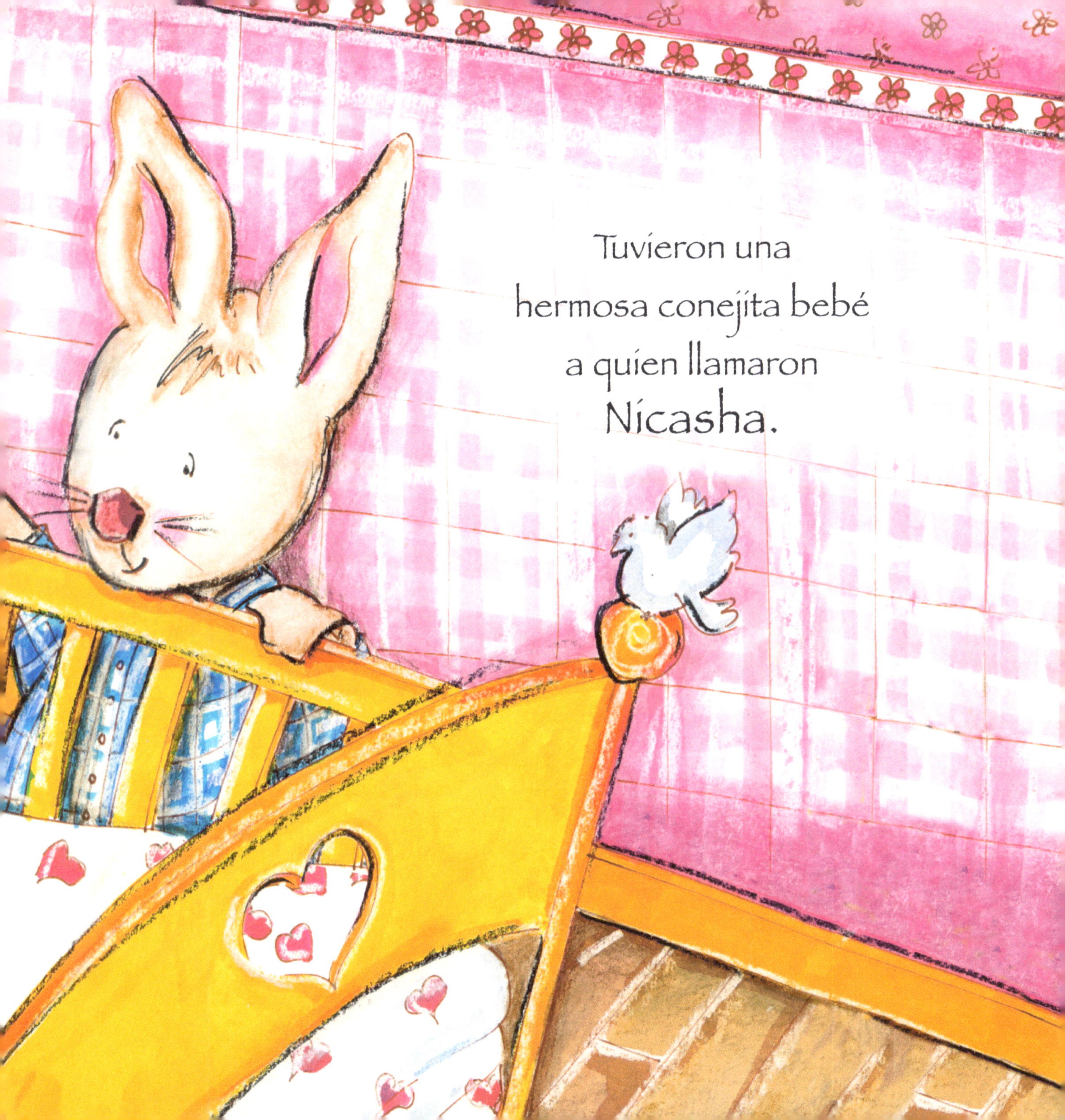

Tuvieron una
hermosa conejita bebé
a quien llamaron
Nicasha.

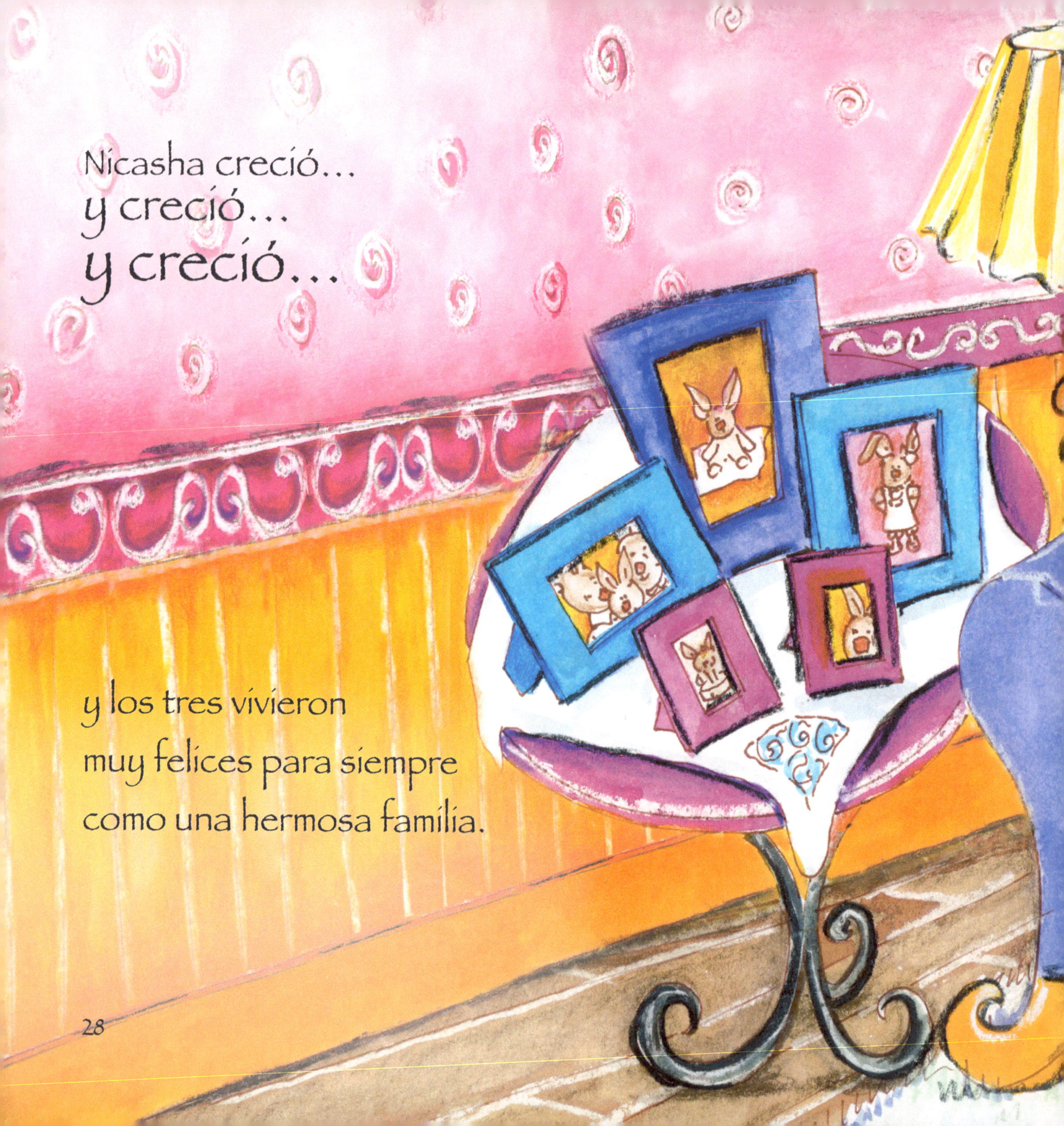

Nicasha creció...
y creció...
y creció...

y los tres vivieron
muy felices para siempre
como una hermosa familia.

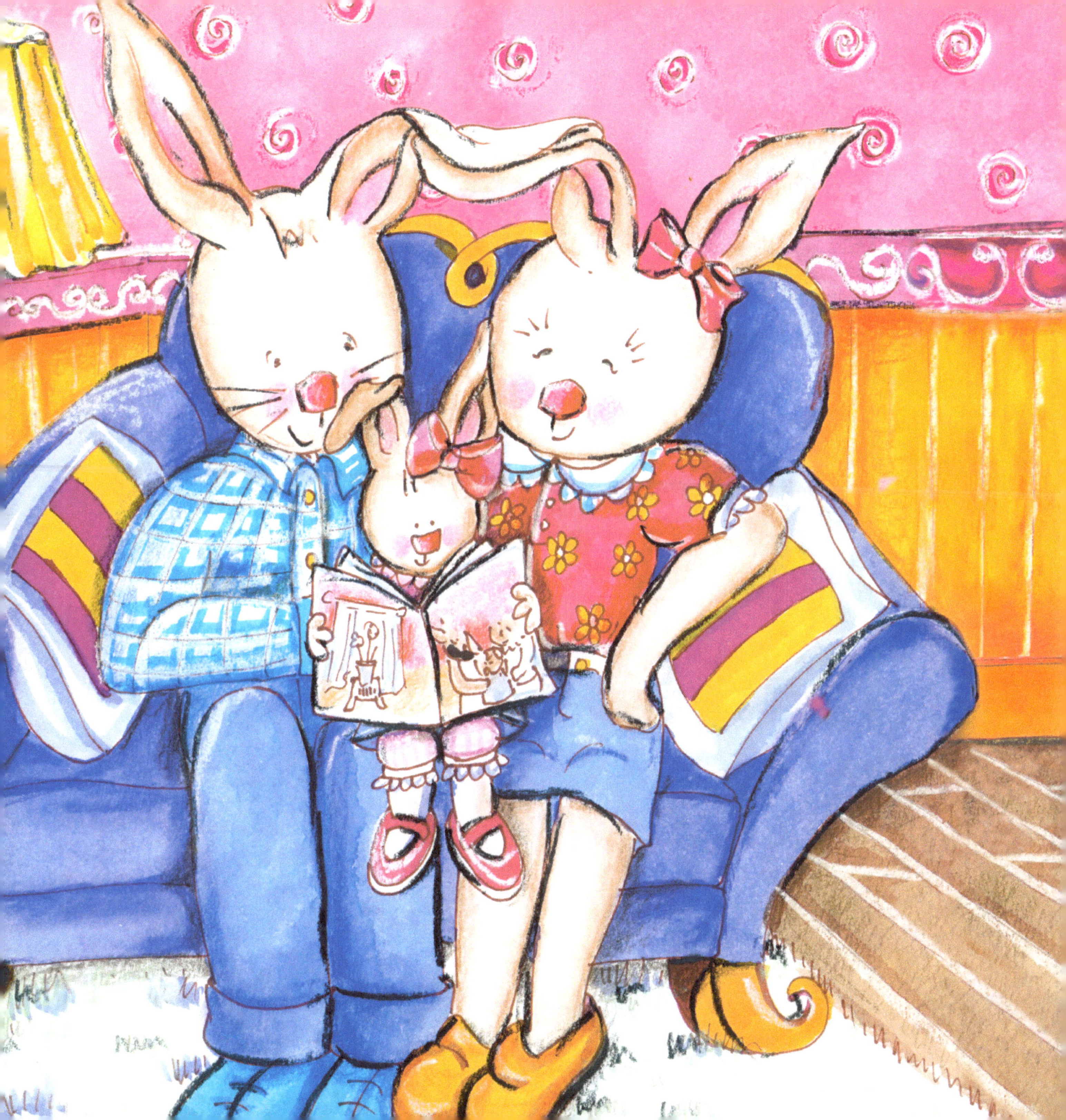

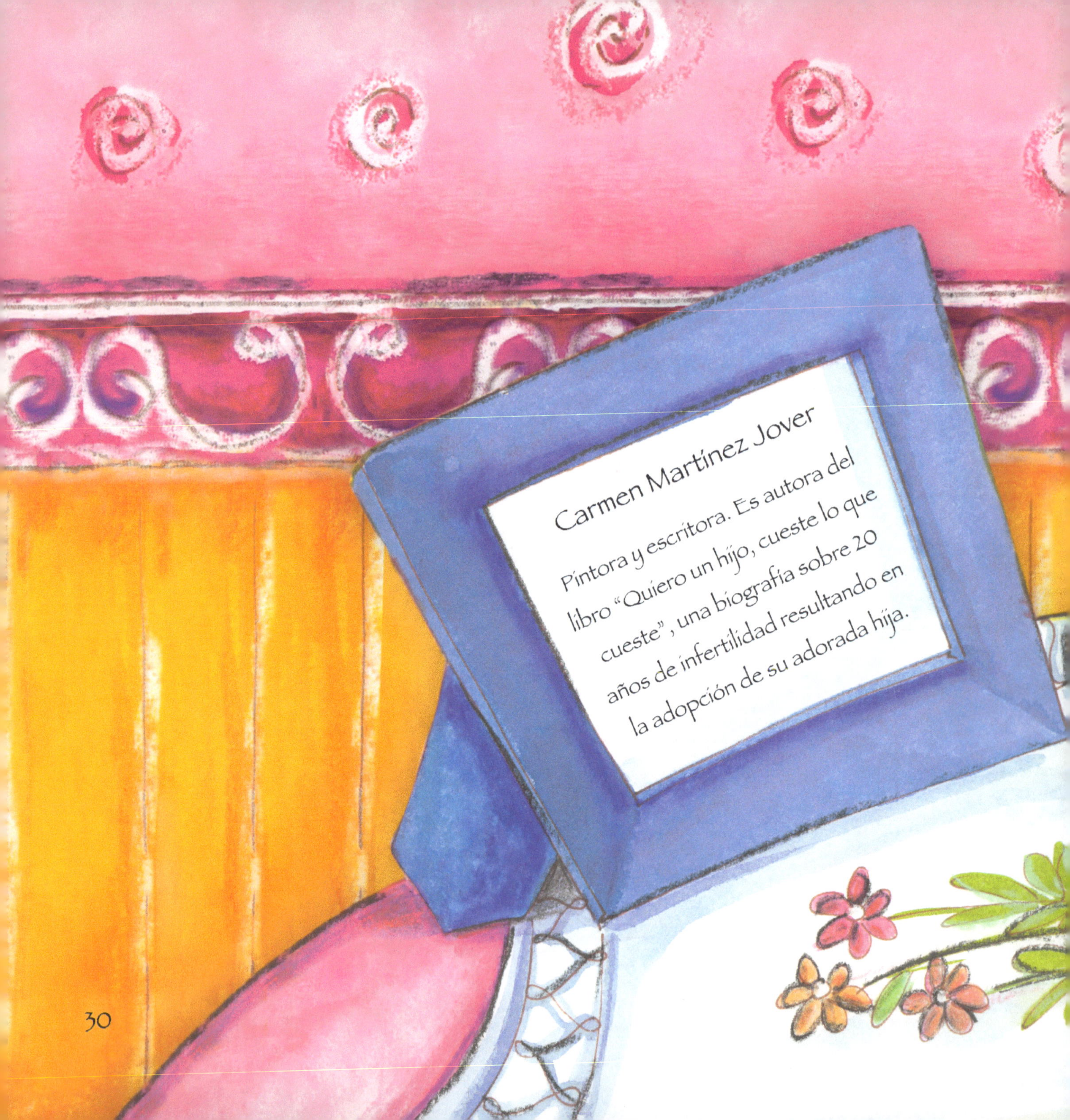
Carmen Martínez Jover
Pintora y escritora. Es autora del
libro "Quiero un hijo, cueste lo que
cueste", una biografía sobre 20
años de infertilidad resultando en
la adopción de su adorada hija.

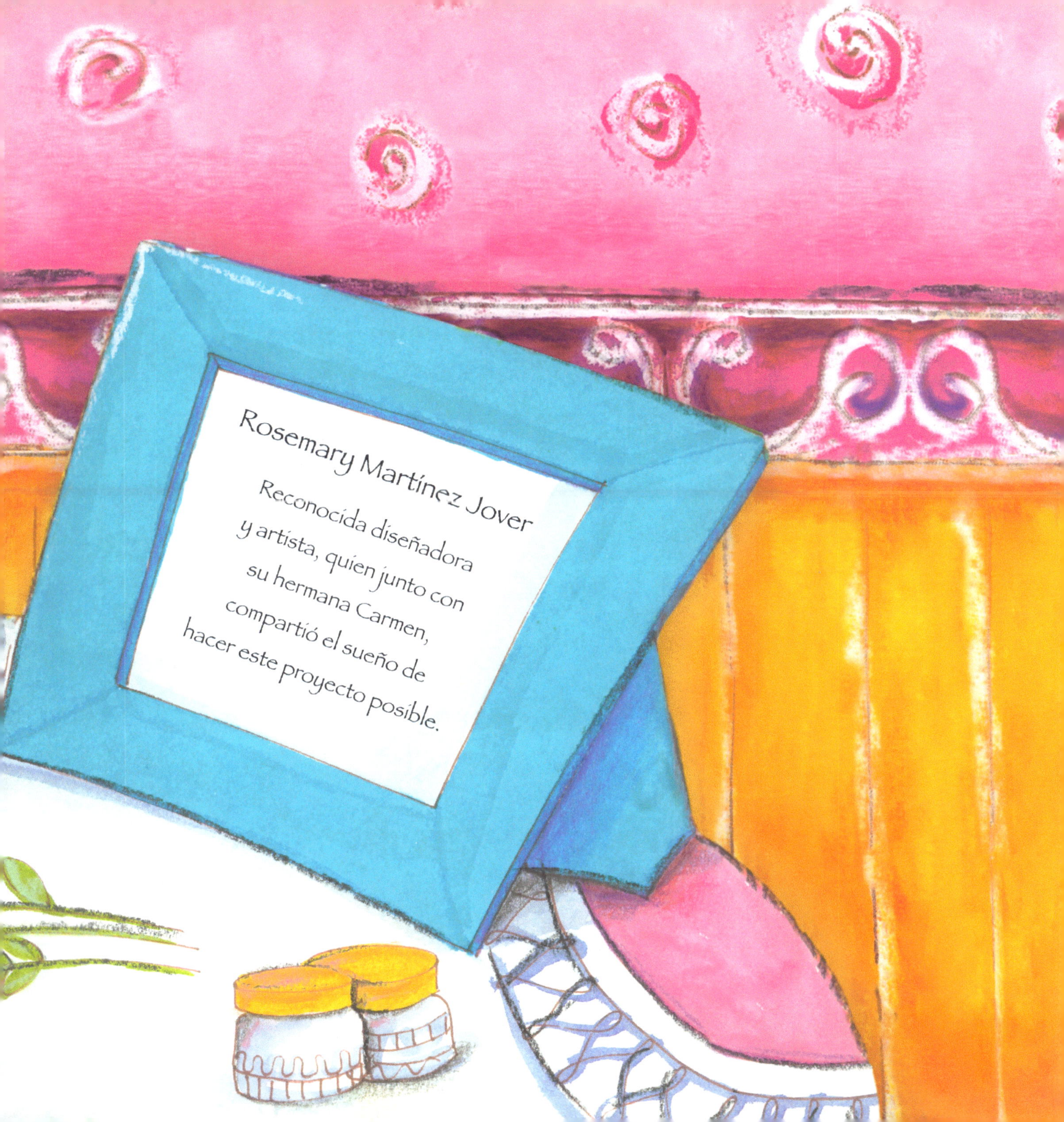
Rosemary Martínez Jover
Reconocida diseñadora
y artista, quien junto con
su hermana Carmen,
compartió el sueño de
hacer este proyecto posible.

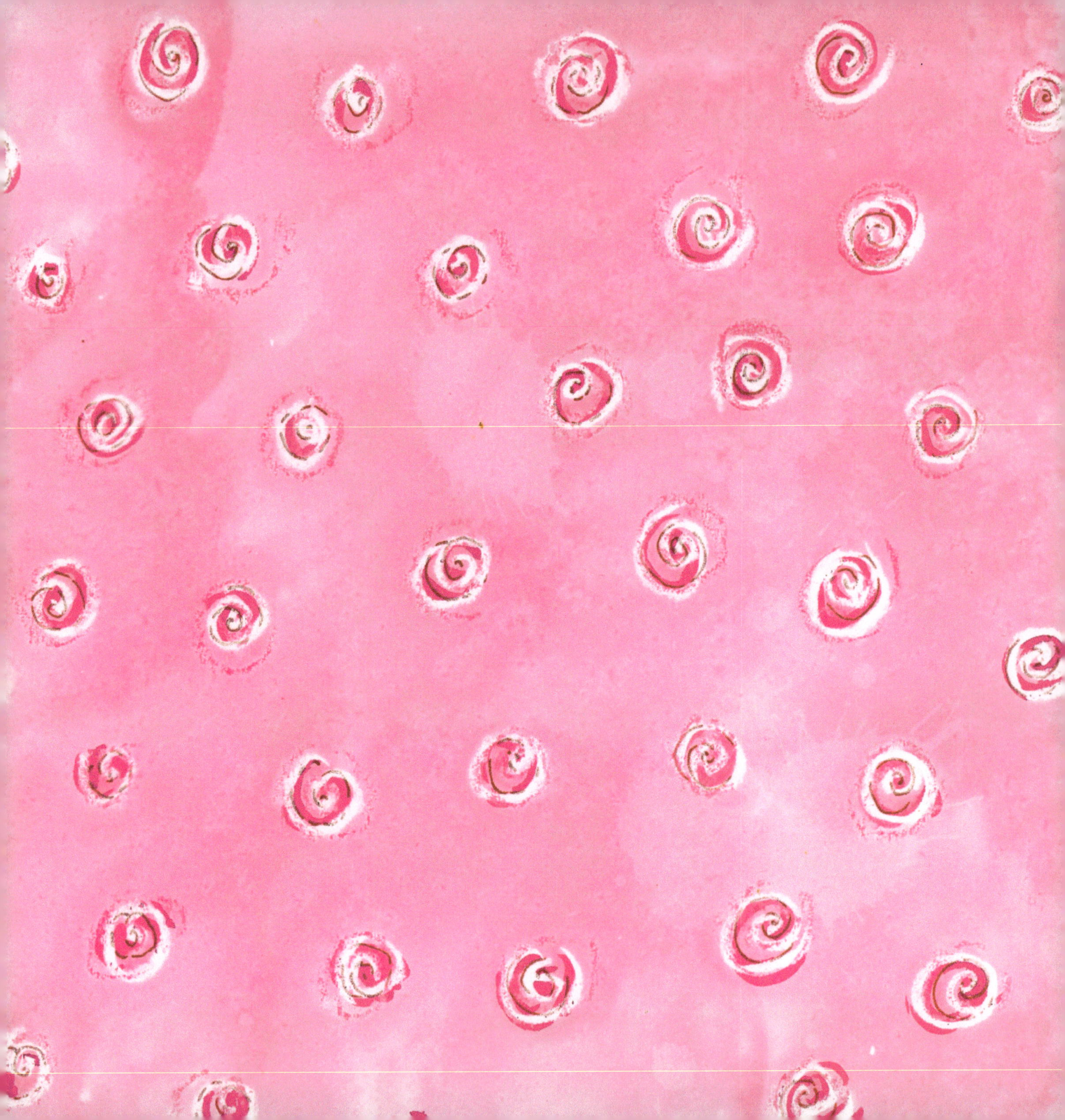

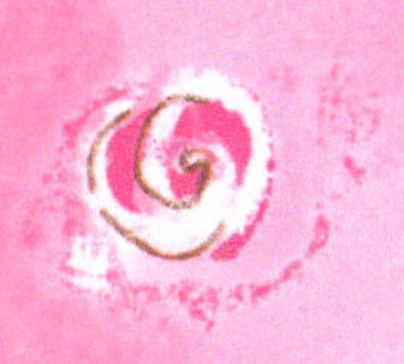

Otros Libros de

Carmen & Rosemary Martinez Jover

www.carmenmartinezjover.com

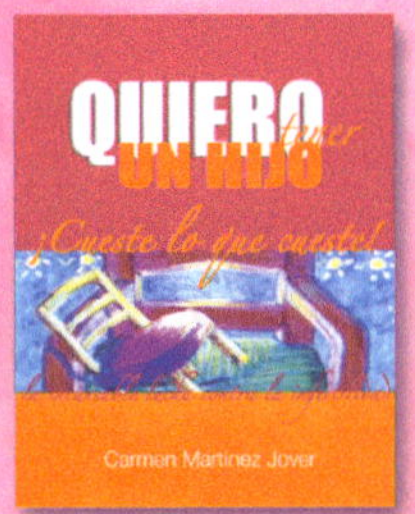

Quiero tener un Hijo
¡Cueste lo que cueste!

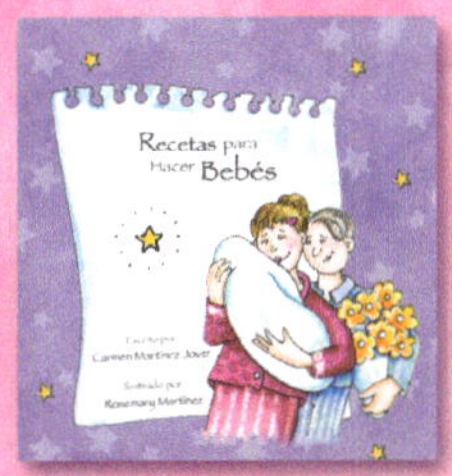

Recetas para Hacer
Bebes*

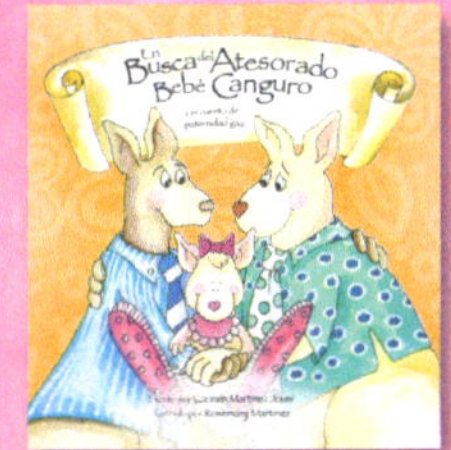

En Busca del Atesorado
Bebé Canguro,
un cuento de
paternidad gay*

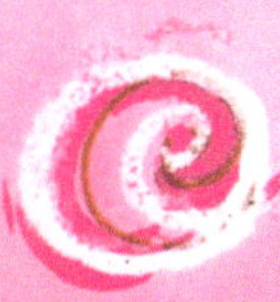

*Dispondible en:

English, Español, Français, Italiano,
Português, Svenska, Türkiye, Česky, Русский & עברית

www.ingramcontent.com/pod-product-compliance
Lightning Source LLC
LaVergne TN
LVHW070202110826
845147LV00002B/475

9789709410310